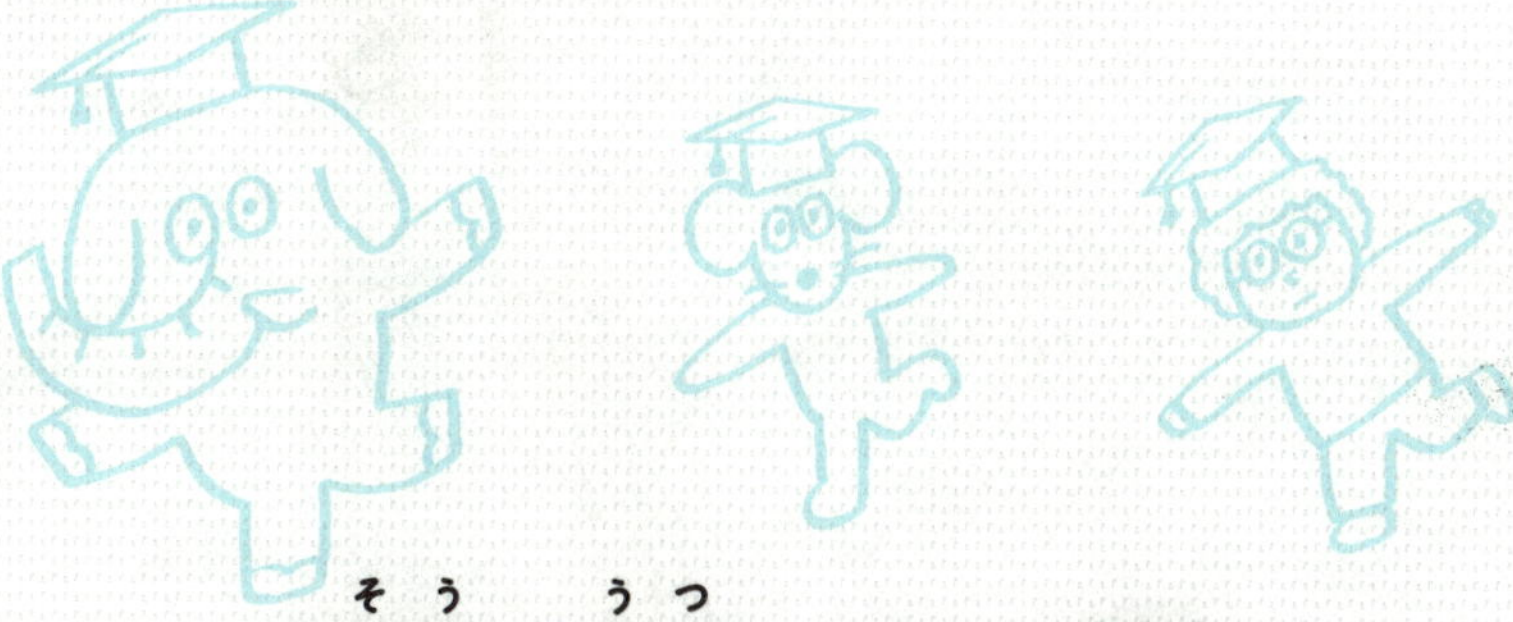

躁《そう》鬱《うつ》大学

気分の波で悩んでいるのは、あなただけではありません

坂口恭平

社

躁《そう》鬱《うつ》大学

気分の波で悩んでいるのは、
あなただけではありません

躁《そう》鬱《うつ》大学

気分の波で悩んでいるのは、
あなただけではありません

目次

装画
SANDER STUDIO

見出し文字
坂口恭平

はじめに

僕は躁鬱病です。今では双極性障害と言うらしいですが、その言葉じゃなんのことやらわかりません。躁鬱病と言われたほうがよくわかる。

躁状態がきて、鬱状態がくる。そして、それを繰り返す。突然病気になるんじゃありません。どこかしらその特性、特徴みたいなものはもともと持っています。だから、躁鬱病と診断されたときも不思議ではありませんでした。むしろ、「やっぱりそうなんだ」とホッとしたというか、「あ、僕が悪いんじゃないんだ、そういう体質なんだ」と人のせいにできたというか、そういう感触だったことを覚えています。

診断されたのは２００９年です。当時、31歳でした。東京のメンタルクリニックみたいなところでした。診断されたといっても、特別な機械を使ったり、血液検査なんかでわかるわけではありません。医師と対面して、こちらの症状を話すと、医師は経験から、「躁鬱病ですね」と言いました。だから、たぶん医師もカンです。

長年のカンだから当たっていることも多いと思いますが、それがすべて正しいってわけではないですよね。でも、躁鬱病と見なして治療をすればいちばん治しやすいかも、ということで、診断するんだと思います。

そんなわけで対処法としてリチウムという薬を渡されたのですが、「どうしてこの薬が効くんですか？」と聞くと、「実はよくわかっていない」とその医師は正直に教えてくれました。どうして効くかはわからない、でもこれまでの臨床記録を観察するとどうやら効くらしい、しかも全員じゃなくてリチウムが効く人もいるらしい、違う薬が効く場合もあるらしい、という「らしい」づくしです。

とはいっても、信用していないわけではありません。躁鬱病って他の人にはなかなか伝わりにくい病気ですし、とにかく仲間が一人増えると思えるだけで心強い。だから、仲間としての医師ともめるのはつらいです。

躁鬱病の人ってすぐ怒っちゃいますよね、普段は温厚なのに、ついカッとなって、ということが起きやすい。このことはおいおい考えていきましょう。

そうやって治療が始まったわけですが、これがなかなか大変でした。

僕の場合、いちおう創造的なことを仕事としているので、ひらめきみたいなものが大事ですし、それと躁状態がたびたびシンクロしてきます。躁状態になるとみんなから敬遠されてしまうことで、一人になって、あ、これはまずいと気づきそうなところですが、躁状態がひらめきと混ざってますので、周りも「あ、それいいですね、進めてください」「いやあすごいですね、どんどんひらめくんですね」「常人には理解できませんが、それは能力が高いからですよね」みたいな反応となり、僕もいい気になって、褒められたことはすべてそのまま受け取ります。

とにかく自分がすごいと思っているので、疑問の余地がありません。褒められると、お世辞とはいっさい思いませんし、むしろ褒められて当然だと思ってます。そして、これは躁状態のときだけのことです（鬱状態ではすべてが逆になります）。けっきょく疲れるまで動き続けて、もうどうにもならなくなって、倒れて、そのまま鬱状態に突入し、メールの返信もできず、電話にも出られなくなってしまいます。

はじめは躁鬱病であることを公言していませんでしたから、どうにかごまかしつつ日々を送ってました。いやあ、それはそれは大変でした。でもこの文章を読んでいる躁鬱病と診断された皆さんも同じだと思います。本当に大変ですよね！　しかも、その大変さを説明することが難しいと思いませんか？

昨日言ってたことと、今日思っていることがまったく違うなんてことも多々あるので、一貫性があるのが普通の人間だと思われているこの世界ではやっていくのがしんどいです。

なにかをパッと思いついて、それをそのまま口にすると、たしかに体はラクで楽しいのですが、翌日にはすっかりやる気をなくしてしまっているということが頻繁に起きます。周りの人は僕がコロコロ考え方が変わりやすい人だと知っていたとしても、そこまでひどくはないだろうと思ってますので、びっくりするようです。いや、正直に言ったことはないので、本当にびっくりされるかどうかわかりませんが、びっくりされるんじゃないだろうかって、不安になります。

だから一貫性のある人間をどうにか装っていたんですね。うまくできていたのかはわかりませんが。いや、あとで周りの人に確認をすると、みんな実ははじめから僕の一貫性のなさ、気分の浮き沈みの激しさ、思いつきで行動し、すぐ飽きること、ぜんぶ知ってました！　僕だけがどうにかバレないように、一貫性のあるちゃんとした人間の演技をしているつもりだったというわけです。思い出すだけでも大変でした。今は、そういう演技をいっさいしなくなりました。

躁鬱病というものがいったいなんなのかわからない、という状態が僕の場合は長く続きました。躁状態になって、鬱状態になる、それを繰り返す、ということはわかります。しかし、どうすればいいのかということがわからなかった。

そこで医師に聞こうとするんですよね。医師が言っていたのは3点です。毎日服薬をすること。疲れすぎないようにすること。ちゃんと寝ること。それらが守られていて、いちおう仕事ができていて、生活が破綻していなければ、あとはまあいいでしょうというスタンスでした。

たしかにそのとおりなんですけど、僕はもう少し心がラクになるようなことを知りたかった。でも医師としては自殺をどうにか避けたいと思っていて、それ以外は多少鬱でも仕方ない、躁状態になって暴れるよりはましだろうというスタンスだったと思います。でもそれじゃ物足りない、というか「窮屈だな」と感じました。この「窮屈」だという感じ方がのちに重要だと気づくのですが、まだそのときはよくわかってません。

躁鬱病は病気というよりも体質なので、波の強さを抑えることはできても、基本的には完治しないし、服薬も生涯続ける必要があるし、その中で自分なりのやりやすい生き方を見つけていくしかない。このような、どちらかというと消極的な姿勢で臨むのが医師の考え方でした。それはそれで一つの方法ですし、効果があるから医師もやっているんだと思います。実際、それによって助けられたところもないわけではありません。

でも、なにかが足りない。躁状態のときに感じた万能感が体に染み付いているので、もっと楽しくやりたい、もっと可能性を広げていけるような方法がないものか、とつい考えてしまいます。それだとまた激しい躁状態になり、体を燃やしてしまいかねません。かつ、そのあとは上がったぶんだけ、ちゃんと下がります。激しい躁状態のあとには、とてつもなく厳しい鬱状態が訪れます。だから、躁状態に任せて、楽しさにしか生きがいを感じない生活を目指すのもどうも違うような気がしていました。

じゃあどうすればいいんだよ。本当に僕はわからなくなってしまいました。

どうにかしたいと思って、躁鬱病に関する本をいくつか読んでもみたのですが、どれも同じことが書いてあるんですよね。医師が言っていたこととほとんど変わりません。たぶんですが、躁鬱病ではない人が書いているんですよね。症状についてはいろいろ書いてありますが、どうしてそうなるのか、そしてどうすればいいのかについて経験を踏まえて書いた本が、ほとんどなかったんです。

どれもたしかに僕に当てはまる症状ではある。ところが、どうしたらいいのかは、みんなわからない。毎日服薬すればいいとは書いてあるが、どの薬が合うかは人によって違うので、参考になるのは、毎日なんらかの薬を服薬すればいいということだけ。どの薬がいいのかを見つける方法はわからない。医師のカンに頼るしかない。しかし、それではどうにもやりきれない。

睡眠をちゃんととる、毎日服薬する、動きすぎない。けっきょく指図ややらなくちゃいけないことばかりで、余計に窮屈になる。方法がわからずに、また途方にくれる。

僕はもうそういう本を読むのをやめました。でも、また鬱になると、苦しくてどうしたらいいのかがわからなくて、なにかを探してしまう。しかし、どこにもなにも書いていない。

そうやって途方に暮れていたとき、僕は神田橋條治さんという精神科医のことを知りました。どういう経緯で知ったのかは覚えていません。いろいろ必死に調べていたんだと思います。

神田橋さんが躁鬱病について独自の知見を持っていると知り、『神田橋語録』という神田橋さんが躁鬱病について口述したものを聞き書きしたＰＤＦファイルをインターネット上で見つけました。それを読んだとき、今までの躁鬱病に関する文章とは違う構造というのか、視点を感じました。読んでいくうちに、とにかく僕は力が抜けたんです。

躁鬱病に関することでこんなふうに力が抜けたのは、鬱が明けた瞬間くらいなものです。そうです、僕はその文章を読みながら、励まされ、そして長かった鬱から抜け出し、しかも躁状態に入るのではなく、なんだかポカポカと体が暖かくなりました。

それから僕は躁鬱病に対して、自分なりの方法を、この神田橋語録からのインスピレーションをもとに、考えるようになっていきました。それくらい、僕の体に合っていたんだと思います。

なによりもその語録の中には、「〜をしてはいけない」みたいなことがいっさい書かれていないんです。むしろ、そのような禁止をすることで「窮屈になるのがいけない」と書かれていました。そこで「窮屈」という言葉に出会ったんだと思います。とても納得がいく文章で、頭でわかる以上に、体がラクになる、力が抜ける、窮屈ではなくなる、つまり、のびのびとしてきました。

窮屈にならず、のびのびすること。これがとても心地がいいのは、なんとなく経験で知っていました。すでに体はそれをわかっていて、実はこれまでもそうやって僕を整えてくれていたんでしょう。

これから躁鬱大学を始めます。

勝手に「大学」と名付けました。躁鬱病の人が生きていくためには、他の人とはちょっと違う技術が必要です。逆に、他の人と同じようにするために、いろんな規制をかけて、行動を制限し、さらに毎日合っている薬を服薬すれば、一見、普通の人のように日常生活を送ることはできるかもしれませんが、実は体の中、心の中では窮屈さを感じています。

だから制限をかけるのではなく、技術を覚えて、それをうまく駆使するやり方を考えましょう。そうすれば、躁鬱病という体質を持っている人も、健やかに生きていくことができるのではないかと僕は考えてます。

躁鬱界に数学の秋山仁さんみたいな先生がいたら楽しくなるじゃないですか。あれをやりたいんですよ。本当はＮＨＫの学習番組の一つとしてやりたいくらいなんですが、オファーを待つのも窮屈になります。むしろ好き勝手にやると、どんどんのびのびして、さらにいい動きになってきます。

本当は神田橋さんに躁鬱病についての軽いエッセイを書いてほしいんですけど、僕は編集者でもないし、版元でもないし、そもそも依頼するのも面倒くさいですから、勝手に神田橋さんを躁鬱病についてのソクラテスと見立てて、彼の言葉をプラトンであるところの僕が解釈し、それを皆で共有することで、さらに技術を高めていくということを今から始めたいと思います。

というわけで、皆さんには、まずは躁鬱大学の主要テキストである『神田橋語録』をプリントアウトしてもらって、それから始めましょう！

躁鬱大学のはじまりはじまり！

▼参考文献　神田橋語録（口述・神田橋條治／編集・波多腰正隆）
http://hatakoshi-mhc.jp/kandabasi_goroku.pdf

その1 躁鬱病が治らないのは体質だから

手元に神田橋語録のプリントはありますか？
それではさっそく躁鬱大学の講義を始めたいと思います。
まずはテキストの1行目を見てください。

「躁鬱病は病気というよりも、一種の体質です」

カンダバシはそう言います。
これだけ読んで、僕はなんだか知らないけど、体がラクになりました。ラクになって笑えた。そうですよね！　と思った。

病気じゃないって、自分でもわかってはいるんです。でも、どの本読んでも、どの医師と話をしても、躁鬱病は当然ながら病気であって、しかも「一生治らない」と言われる。

なんだこの一生治らないってのは。躁鬱病になった原因もわからない。脳のどこが悪いのかもわからない。薬がどのように効くのかもわからない。みんなわからないっていうのに、なんで一生治らないってことだけは断言するのか。それは無責任ではないか。僕はいつもそう書かれている躁鬱病についての本に向かって、怒ってた。

いや、だめです。怒っちゃだめです。不正を見つけると、つい怒ってしまう。ただ、躁状態のときは、本人は怒りだなんて思っちゃいません。不正をただそうとしているんですから、「当然のことだ」「むしろ正義だ」と思ってます。いや、思い込んでます。しかし、思い込んでいることに気づけません。

不正をただすスーパーヒーローになってますから、空を飛んでその文言を書いた人に直接会って「なにもわからないのに、一生治らないってことを断言するのはどうなのか、言いすぎたと認めるのなら、訂正して印刷しなおす必要があるのではないか」と詰め寄ろうとします。つまり、手紙を出したり、電話をしようとします。なしようと思った瞬間に動いているので、そのときにはもう電話しちゃってます。なんといっても僕は不正をただすスーパーヒーローなんですから。

そんな感じで行動が止められなくなるのですが、そして僕はここで「一生治らない」ことについて話したいと思いながら「怒り」について書いてしまっていますが、このようにとにかく次から次へと話題が飛び移っていきます。しかし、書きたいことをあとにとっておこうとすると、つい忘れてしまいます。ですから、思いついたことを、とにかく迂回しまくるとは思いながらも、書いておきましょう。

その1
躁鬱病が治らないのは体質だから

不正をただすために、怒りを感じ行動する。それは一見、大事なことのようですが、そう感じたのが僕、つまり躁鬱病の人ならば、注意が必要です。

はっきり言うと、僕の場合この行動は、正しい行動でもなんでもなく、躁状態に入っているというサインでしかありません。もちろん、他の冷静な人たちにとっては、不正をただすために行動することは大事だと思いますから、どんどんやったほうがいいです。ところが、躁鬱病の人の場合は、ほぼ間違いなく躁状態に入っている証拠です。気をつけましょう。

不正をただすんですから、いいことのように見えますが、躁鬱病の人の場合はちょっと違います。なぜかというと、単刀直入に言いますが、躁鬱病の人は「人のために行動することはない」からです（笑）。

あらゆる行動は人のためにやっているのではなく、徹底して「自分のため」にやってます。はっきり言うと、自分のことしか考えてません。

むちゃくちゃなことを言ってますが、怒らないでくださいね。なんてったって、僕が躁鬱病なんですから。この文章は、僕の行為のすべてを、躁鬱病の特徴ととらえて書いています。なぜなら、躁鬱病についての本には、そのような細かい行動の特徴などがほとんど書かれていないからです。症状しか書いてません。

しかし、僕たち躁鬱病の人（ああなんかもう病気とか書くのが嫌になってきました、そうです、我々は「躁鬱人」なのです）が、ある症状、つまり「お金を浪費する」とか「寝込んで死にたくなる」といった状況に陥ってしまうのは、すべて行動の結果なのです。だから躁鬱人がどのような行動をするのかという特徴を知る必要があります。そのサンプルとして僕がいるかもしれないと思って、細かく書いていきますよ。

話を戻しますと、つまり僕も、あらゆる行動を、一見、人のためにやっているような行動までも、すべて自分のためにやっているんです。

自分のためってどういうことかというと、「そんな不正をただす行為をやっているあなたは素晴らしい！」と周囲の人、いやそれ以上に多くの人から賞賛されたいと思っているということです。**褒められるためだけに生きてます。**「あなたってすごいね」と言われると、それがたとえお世辞だろうが、お世辞に聞こえません。なんのバイアスもかけずに、すべてを鵜呑みにします。鵜呑みにしているとは思っていません。褒められてすごい、褒められて当然である、なぜなら僕はとてもすごいのだからと、躁鬱人ではない人にはまったく理解ができないでしょうが、そう思っちゃうのです。

もしかして、すごく図星、というか、なんで私の心をこんなに深く見通すことができるんですか、もしかして超能力？　って思っちゃったりしてませんか？

でもご安心ください。超能力でもなんでもありません。ただ僕の行動を事細かに書いているだけです。誰かのことを書いているわけではありません。これが僕です。そして、あなたです（笑）。

つまり、**性格じゃないんですよ！**　これが**「躁鬱病は病気というよりも、一種の体質です」**ということです。

例えばですが、僕は「いのっちの電話」という電話サービスをやってます。2011年に新政府を立ち上げたとき（あ、ちなみに国家を建設しようとする行為ももちろん躁状態のときの行動です）から自分の携帯電話番号09081064666をネット上で公開して（もちろん、このプライバシーを全公開するという行為も躁状態のときの行動です）、死にたい人からの電話を受けるようになってもう今年で10年になるのですが、これも一見「死にたいと思っている人を助けたいという一心から始めた心優しい人の行動」だと思うじゃないですか。しかし、実際はそうではありません。

もちろん建前は「人のために」やってます。そうじゃないと躁状態は発動しません。つまり、躁状態は常に「怒り」に似た感情からはじまるようなんです。

この場合ですと「死にたい人が電話をかける『いのちの電話』というものがあるが、数パーセントしか繋がらないらしい。それじゃ100人いたら90人以上繋がってないってことじゃないか、そんなことじゃ自殺者が減らないのは当然だ、なんでこうなっているのだ、国家、お前はいったいなにをしているのだ、私が不正をただしてみせる！」ということが発端なんです。

自殺者対策をのんべんだらりとやっている国家に対して怒りを感じてます。「人のために」っぽく行動できるチャンス到来です。その怒りのまま、国会に殴り込みし、総理大臣はじめ国会議員たちに不正をただす怒りの行動をすることもできるでしょう。しかし、**怒りを誰かにぶつけると体の調子がおかしくなります。**

テキストの4行目、カンダバシは的確にそのことを書いてます。

「人の顔色を見て気を使うといった平和指向型なので、他者との敵対関係には長くは耐えられません」

カンダバシはもしかして躁鬱気質なのではないかと疑ってしまうくらい、細やかに躁鬱人の特徴を捉えてます。

躁鬱人ってよく「なんだか適当に見えて、実はけっこう気を使う人だよね」と言われます。「思い切った行動をするタイプなのに、実は人の顔色をよく見てるよね」とか。活発な行動、人ができないようなことも恐れなくできる躁鬱人は、そのように「人の顔色を見る」とか「気を使う人」とか言われると、つい自分の繊細な一面を見透かされたように感じて、恥ずかしくなったりしますが、やはりそれも体質です。僕は「あなたって実はとっても気を使うよね」と言われたときは、「大胆かつ繊細です」と返すようにしてます。

こういうことも自分の体質だと知っていると動揺せずに、気持ちよく言葉を返せます。これを性格だと思ってしまうと、自分の意外な性格を嫌味っぽく突っ込まれたんじゃないかと勘違いし、これまた、なんでそんなことを言うんだよ、と反抗的になり、怒りが発生してしまいますので要注意。

「怒りを感じたときに、他者にぶつけない」

　これが大事なのですが、じゃあどうするか。自殺者対策について怒りを感じた僕は考えました。人に文句を言うと、かならず躁状態が助長され、その反動で最後は鬱になる。人に文句を言わずに、でも問題解決のためには徹底的に動く。そこで僕は自分の携帯電話の番号を公開して、自分で電話を受けることにしたんですね。つまり、人に文句はいっさい言わずに、**文句があるのなら、それを自分でやってみる**ということです。

　先ほど述べた、躁鬱病についての本に書かれていた「一生治らない」という文言が気に入らなかったら、書いた人に文句を言うのではなく、自分でもっと面白い躁鬱病についての文章を書くってことです。だから、今、これを書いているのです。

　しかし、カンダバシ語録のたった一行を読んだだけですが、書きたいことが無限に広がりますね。これからいったい、どうなることか。

　でも、僕は知ってます。躁鬱人がこのような行動の特徴の細かいリストをどれだけ欲しているかを。そういう行動のリストだったら、それこそ何千ページも読みたいじゃないですか。僕がそうだから、わかるのです。今回のこの文章は、僕が心から欲しているもの、喉から手が出るほど欲しているもの、を書けばそれがそのまますべての躁鬱人が欲しているものになる。需要と供給が明確なので、やっていて楽しいです。躊躇することもなく、すんなりと、心から楽しく書けます。窮屈さなどゼロです。

カンダバシと対談したりするとなると、精神科医ですから、めちゃくちゃなことも言えずにすぐ窮屈になると思います。だから共著とかしなくてよかったです。徹底して「躁鬱人の躁鬱人による躁鬱人のための文章」を書いていきたいと思います。それがいちばん心地いい。あ、心地いいって感覚も躁鬱人にとっては三種の神器のように大事なものですので、大切にしておいてくださいね。

その2 心が柔らかい躁鬱人のための返事の術

さてカンダバシの言葉の1行目からインスピレーションを受けて長々と書いてしまいましたが、先に進んでいきましょう。

「（躁鬱病は）心が柔らかく傷つきやすい人たちに多いです。特有の滑らかな対人関係の持ちようは躁鬱病の証拠です」

はい、僕もすぐに傷つきます。本当にちょっとしたこと、友人知人のなにげない一言で傷ついてしまいます。でも、そのときに傷ついたって言うことができません。なんというか、躁鬱人に対してはなんでも言いやすいんですかね。「なんだかあなたは小学校の同級生みたいな感じで話しやすい」と僕もよく言われます。

これ自体はむちゃくちゃいいことだとは思うんですよ。ある集団の中で緩衝材になっているはずですから。

僕がいのっちの電話をしているというのもそれと大きな関係があると思います。心が開いているというのか、いや漏れ出てきてますから、すぐ人と合体します。自分と他者の境界が曖昧、もしくはまったくありません。その人が抱えた問題を聞いていると、すぐにそれは自分の問題になり、もしくは僕がその人自身の心と合体し、その人になってしまい、どうすれば解決できるかみたいなことを、ほとんど自分のことのように関わろうと考えはじめます。これはとてもいいことです。社会にもいい影響を与えるはずです。

しかし、柔らかすぎるんですね。柔らかすぎて、ときどき、その境界のなさが極まるときがあります。普通は家族と他人とはある程度区別されて、他人のことには首を突っ込まないのが通例とされてますが、僕の場合、そういう誰かが作った区別というものがすぐ溶解してしまいます。

２０１１年３月11日の大地震の後、新政府を作り、東日本から避難してくる人を受け入れるために、アトリエを開放したんです。このときは家族のことをほとんど放置して、困っている人に対して全力を注ぎました。そうなると、家族の忠告はなかなか耳に入れることができなくなってしまいます。大事にしているものがなにか、自分でもわからなくなってしまうんです。

でも、お天道さまくらいの視点で見たら、家族だろうが他人だろうが区別なしに、周囲でいちばん困っている人を助けるということは理にかなってます。だから、集団にとってはいい影響を与えるかもしれない。ただ、気づいたときには躁状態となり、さらには近しい人からの意見を聞くことができず（耳に入らないということはありません。むしろその逆でむちゃくちゃ耳に入ってきます。ところが困ったことに的確なアドバイスを足枷だと勘違いしてしまいます。だからこそ怒っちゃうんですね）、目が覚めたときには誰もいなくなっているということも起きます。


じゃあ、どうすればいいのか。

まずは灯台を決めておきましょう。どんなときでも声をかけてくれたらちゃんと耳に入れるという人を決めておくんです。家族だと近すぎるので、できるなら、家族ではない友人がいいと思います。

僕の場合で言うと、毎日書いたすべての原稿を出版社の区別なしに読んでくれる橙書店の久子ちゃんです。あとは、この躁鬱大学の編集を担当してくれている梅山くん。それといつも絵の個展を開催してくれるキュレーターズキューブというギャラリーをやっている旅人くんもいます。内訳は、生活全体のことは久子ちゃん、出版や表立った行動、企画などは梅山くん、美術全般は旅人くん。３人は近しい人ですが、近いようで遠いというか、いつも落ち着いて冷静な意見をくれる人たちです。損得関係もありません。もちろん久子ちゃんとは恋仲でもありませんので、他の余計な感情もありません。

僕はこの３人の話はちゃんと耳に入れると決めてます。はじめは難しかったですが、そうすることがうまくいくコツだと経験して分かれば、躁鬱人は持ち前の心の柔らかさで、ぐんぐん吸収し、取り入れます。

みなさんもぜひそれぞれの灯台を見つけてください。そういう人がいないんだよ、という人はすぐに０９０８１０６４６６６に電話してください。とりあえず、仮押さえということで、僕が代わりに灯台になりますね。

もう一つの方法はとても簡単です。とても簡単ですが、躁鬱人にはなぜか少し難しいことでもあります。それは**「知らない人に声をかけない」**ということです。

例えば、海外からの旅行者らしき人が道端で地図かスマホのグーグルマップを見ながら、キョロキョロしているとします。はい、もうこの時点で僕は「この人は道に迷っているんだ、案内してあげなくちゃ」と思ってしまいます。

すぐに「ハロー！」と声をかけ「どこに行きたいの？　僕が連れて行ってあげるよ、え、そのレストランに行きたいの？　でもこの店のほうがいいから、そっちにしなよ、それで食事が終わったら、この喫茶店とあなただったらきっとこの骨董屋が気にいると思うな、それでここのチーズケーキを食べてもらいたいし、あ、あとこのバーで最後シメるのもいいから、うーん、僕、今日ちょうど暇だから、とりあえずレストランまでは連れて行って、あとは地図を紙に描いておくから、最後、そのバーで待ち合わせして一緒に乾杯しよう」というところまでいってしまいます。優しすぎるんですね。

カンダバシもこう言ってます。はい、テキストの2行目の後半です。

「その中心には生き物に対する優しさがあります。この優しさと気分の波とのコードは、DNAの同じ場所に乗っかっているでしょう」

たしかに優しさは素晴らしいことですが、ここまでやってしまうと、疲れてしまいます。そりゃ相手も喜びます。誰も知る人がいない場所で、そんなに優しく人に接してもらったら、泣けてきます。僕もインドで金がなくて泣きそうになっていたときに、タバコとバナナをおもむろに渡してくれたインド人と出会って、しかもそのままその人の家に居候させてもらって、助けてもらったことがありました。

しかし、躁鬱人としてはここはぐっとこらえましょう。「自分から知らない人に声はかけない」戦法で。もちろん向こうから「このレストランはどこですか？」なんて声をかけられたら諸手を挙げて案内しちゃいましょう。躁鬱人は誰に話しかけようか、と思いながら道を歩いているようなところがありますが、そうではなく「誰か声をかけてくれないかなあ」と思いながら歩いてみてください。それはそれで心地いいですよ。優しさをお漏らししちゃわないようにオムツ（声をかけないってことですね）しておきましょう！

疲れてしまう、と書きましたが、この「疲れ」も怒りと同様、鬱状態になっていくきっかけの一つです。

躁鬱病は気分の波から起こるわけです。この気分の波はどのようにわかるかというと、僕の感覚ですが、躁状態は鼓動が早く、鬱状態は鼓動が遅いです。つまり、心臓で確認ができます。

僕は医者ではないですからなんの実証もありませんけど。でもそんなことはどうでもいいんです。べつにお金をもらって薬を渡すわけではないんですから。なんでもタダで試せるものは試してみましょう。自分で実験するってことがいちばんの薬です。

僕の疲れの確認の方法は、心臓に焦点を当てて、しばらくじっとしてみるってことです。どうするかって？　ただ横になるだけです。座るだけじゃ、立っているときとあんまり変わりません。横になって、息を吐いて、力を抜いてみる。躁鬱人はこの「力を抜く」ってことも意識してやらないと、ほとんどしませんので、ぜひやってみてください。

気持ちがいいことは大好きですから、力を抜くことが気持ちがいいと体が実感すれば、できるようになります。そこで気持ちいいと感じたら、それは疲れてる証拠です。そのまま30分くらい、じっとしているのは難しいと思いますが、横になっていてください。

もうこれ以上は無理と心臓が判断したとき、自動的に鬱状態に入ります。つまり、**鬱状態は躁鬱人の体を守るためにあります。**あなたにとっては不快極まりない鬱ですが、体にとってはとても重要な休息、充電期間です。

だって、それが不快なものでなかったら、躁鬱人はまたぴょんと跳ね起きて、どんどん外に出て行って、知らない人に声をかけては困っている人を助け、なにかとんでもないことをしたいって思っちゃうじゃないですか。そんなとき、体は傷つき

その2

心が柔らかい躁鬱人のための返事の術

やすい躁鬱人の特徴を見込んで、自信がない、自分なんてちっぽけな人間だ、価値がない、これから先のことが不安だ、つまり鬱的状態に電気信号を変換します。

もちろん、これは僕の経験しか裏付けはありませんので、医学的見地ではありませんよ。でも、そうなんだろうと思います。しかし、鬱状態は諸刃の剣でして、体を一時停止し休息させるために引き起こされているのに、当の躁鬱人がそれを本当のことだと誤解し、死にたくなってしまうということがたびたび起きます。だからこうして、躁鬱の技術を伝えていく必要があると僕は考えているわけです。

躁鬱人は傷つきやすいわけですが、それは同時にあらゆることがインスピレーションになるということでもあります。

カンダバシはそれを「心が柔らかい」と言葉にしています。心だけじゃなくて、脳みそも柔らかいです。体も柔らかいです。人間関係も柔らかい。あらゆる物事が柔らかいってことです。どうにでも変形します。それはよくも悪くもいろいろな影響を引き起こします。ある人の言葉を聞いて、思いつき、新しい発想が浮かべば、躁状態へと少しずつ流れ込んでいきます。一方、その言葉で傷つけば、自信をなくし、鬱状態へと向かっていくのです。

興味深いのは、そこに**「自分がない」**ということです。**常に評価の基準が他人で**

す。「人からの評価ばかり気にして、自己評価が低い」なんてことを悩んでいる人がいたりするじゃないですか。そうやって悩むこと自体は否定しませんが、その人がもし躁鬱人なら、話は違います。なぜなら、それが躁鬱人だからです。

他人から「すごいね！」と褒められれば「自分はすごい」ということになり、他人から「お前、ダメだと思うよ」とけなされれば「自分はダメなんだ」と鬱になります。そのときに、人からなんと言われたって俺は俺だ、みたいな思考回路はゼロです。それが躁鬱人なんです。

なんといっても「自他の境界がなく、あらゆる世界に対して心を開き、お漏らしして、困った人を助けるようにできている生物なのですから。「自己評価が低い」だなんて、どこかの下手なまとめサイトにしか書いていないような言葉に惑わされてしまってはもったいないです。

最良の薬は「君はすごい」と褒められることです。それ以外の薬はありませんし、それ以上の満足感もありません。金も名誉もいりません。いや、金も名誉も君はすごいと言われたいがために求めます。とにかく自分がすごい人間なんだとうぬぼれることこそが、最高に幸せな瞬間なんです。

大事なことは、躁鬱人であるあなたが、自分はそういう人間なんだと自覚しつつ、

その2
心が柔らかい躁鬱人のための返事の術

生きていくことです。それを知っていれば、もしも「あなたって自分に酔っているよね」とか「うぬぼれるな」みたいことを言われても傷つきません。「あ、やっぱりそう感じますか？　僕はどうやらそういう特徴を持っているんですよね。人に尽くすんですけど、結局はその行動で、お前はすごいって言われたいだけみたいなんですよ、でもそれで人が助かるなら、いいかも？　うぬぼれがひどい場合は、それはそれで問題だと思うんで、指摘してください！」ってな具合で返すことができます。

躁鬱人は人がいないと機能しません。そう考えると、昨今流行りのウイルスみたいなところがあります。一人じゃ増殖できませんから、退屈なんです。

それならば怒りは我慢するしかないのか。いやいや、我慢こそ、躁鬱のいちばんの天敵です。我慢すればするほど鬱になります。我慢なんかしなくて、なんでも好き勝手にやって、天真爛漫に生きる、これがいちばんなんです。それじゃどうするのよ。ということで、僕はこうやって書いているわけです。

つまり躁鬱人の特徴をちゃんと理解し、自覚して生きればいいってことです。そして、**指摘されたときに即答できる返事のテンプレートをあらかじめ作っておけばいい**。それをただ口にするだけです（笑）。そうやって返事を覚えていくと、怒ることがどんどん少なくなっていきます。剣術の奥義みたいに、いろいろな返事を覚えていきましょう。

躁鬱人は人と出会ってなんぼ、人と話して、人に優しくしてなんぼ、ですから、常に人から影響を受けやすい状態にあります。でも、そのような多方面の滑らかな人間関係によって、体がラクになっているのです。

せっかく心が人一倍柔らかいのですから、傷つくのではなく、インスピレーションの塊に変換していきたいですよね。そのために、こういうときにはこう返事する、という言葉の技術を身につけていくといいですよ。そうすると怒らなくなる。躁鬱人にとっての栄養である「褒められる」可能性が高くなります。

ということで、今日の講義を終わりたいと思います。今日伝えた技術を、ぜひ今すぐ試してみてください。

その3
「居心地悪いなぁ」と感じたらすぐ立ち去る

カンダバシの言葉一つ一つに対して、言いたいことが溢れてくるので、なかなか進んでいきませんが、こういうペースってことなんでしょう。こうなったら、一文ずつじっくり読んでいくことにしましょう。さて次の言葉です。

「人の顔色を見て気を使うといった平和指向型なので、他者との敵対関係には長くは耐えられません」

前にも出てきましたが、この文章もまた躁鬱人の特徴として的確です。とにかく「自分がない」んですから、当然の動きですね。でも、「人の顔色を見て気を使う」

ことはただの短所ではありません。

躁鬱人はのほほんとして天真爛漫なところがありますが、実はそれだけではありません。異常と言えるほど、周りをうかがいます。とにかく外に視線を向けて、観察しようとします。会合などで人が集まると、その人たちそれぞれをよく観察します。自分が安心できるようにと内側に視点を向けるのではなく、まずは外側に視点が向かうのです。

誰か困ってはいないか、誰か退屈してはいないか、誰か気まずそうにしていないか、誰かイライラしていないか。そうやって、これから同じ時間を過ごすことになる周囲の人たちの様子を、ドラゴンボールでいうところのスカウターで、それぞれの気分の値を計測しようと試みます。誰かが声を出すと、その声色を感じ取り、その人がご機嫌なのか、苛立ってないかを観察します。ご機嫌なら問題はありません。すぐにその人の観察は終了ということになります。

つまり、躁鬱人たちが確認しようとしているのは、自分の周囲で、元気じゃない人はいないかということです。躁鬱人はまず自分自身よりも、集団という塊に目が向かうんですね。その集団が心地よく構成されているかどうかが気になります。うまくいっていないなら、持ち前の能天気さ、ひょうきんさなどを駆使してどうにか

その3

「居心地悪いなぁ」と感じたらすぐ立ち去る

和ませようと試みます。この能天気さ、ひょうきんさは、自分一人でいるときにはいっさい発揮されません。一人のときはむしろとても大人しく、静かです。躁鬱人の陽気さは、とにかく集団の中でだけ登場してきます。

陽気な人ってわけではないんです。だからといって根暗な人ってわけでもないんですよ。空っぽです。するとまた、空っぽであることがいけないみたいに感じる人がいるかもしれませんが、ここはひとつしっかりと認識してください。それが躁鬱人の特徴なんです。

僕も空っぽですし、あなたが躁鬱人ならあなたも空っぽです。同じです。

私って一人でいるとなにをしたらいいのかわからずそわそわして、他の人みたいに一人の時間を楽しむことができない、ってな具合で、すぐ自分の性格の問題にしてしまいますが、その理由は単純です。躁鬱人の特徴が顕著にもかかわらず、ほとんど言語化されていないからです。だから僕はどんどん躁鬱人の特徴を言葉にしたいんです。当然のことのように躁鬱人であるみんなが暗唱できるくらいに、言葉にしてみたい。

人間のあるべき生き方として、「一人でいるときに充実し、じんわりと幸せを感じる」みたいなものがあるじゃないですか。家で部屋をきれいにして、庭で野菜を育てて、縫い物なんかをしながら料理をして、自分が好きで買い集めた食器に盛り付けて、一人でも楽しくご飯を食べているみたいな人が頭にありますよね。「暮しの手帖」なんかに出てきそうな、落ち着いて一人で充実している人。それと比べて、私みたいな空っぽな人間は人としてだめなんだ、って思うじゃないですか。その思い込みとは今日でおさらばです。あれは別のタイプの人間です。

僕の妻がまさにそういう人なんですよね。一人でいても、全然苦じゃない。じりじりと全然進まない刺繍なんかしながら、一人で家事をしたりして、じんわりと生きている。僕が「ああ、君みたいな一人で充実できる人間になりたい」と言ったところ、即答で「いや、あなたが私になったら、たぶん退屈すぎて死ぬよ」と返されました。周りの人は躁鬱人が全然違うタイプの人間だってことがよーくわかってます。躁鬱人にはそのような落ち着いた人生は一生やってきませんので、今日かぎりできっぱり諦めましょう！

僕が部屋を掃除するのは、帰ってきた家族から褒められるためであり、ツイッターで写真を見せたいからです。料理をするのもそういうことです。写真を撮って、料理本として出版までしちゃいます。家族だけでは飽き足らず、より多くの人から褒められるために全力を注ぎます。

もうこの際、断言します。僕はそのためだけに一人の時間を過ごしてます。一人でゆっくり充実した時間を過ごす夢を持ってはいましたが、なかなかうまくいかなくて長い間悩んでいました。気づいてびっくり、ただ体質が違ってただけだったんです。

その3
「居心地悪いなぁ」と感じたらすぐ立ち去る

躁鬱人は一人でいる時間を充実させることはできません。そのかわり、一人でいるときも誰かを頭に思い浮かべながら、その人たちのことを喜ばせられると思うと、どんなことでもできます。

ぜひ、そうやって過ごしてみてください。躁鬱人は一人で映画を観るのが苦手ですが、映画を観たあと、長い映画評を書いて、友達に送る、もしくは発表する、それを継続して、自称だろうが映画評論家みたいになる、と決めると、一人だろうが、気にせずどんどん映画が観れるようになります。今日は泣きたいから、泣ける映画を観るなんて、自分のためにしてあげることはいっさいできません。ところが、映画の素晴らしさを他の人に伝える、もしくはその映画を作った映画監督や、素晴らしい演技をしている俳優の方々に直接、感激した詳細な理由とお礼をメールすることは得意です。

どんなにささやかな行為でも**人に見せて、リアクションしてもらうということが重要**です。リアクションだけが栄養です。それ以外の栄養はありません。自足するなんてことにはまったく興味がないのです。興味がないのに、そういう生き方が人間らしいんだと勘違いして追い求めると、人生をこじらせてしまいます。さっそくやめて、常に人のリアクションを求める人生に切り替えましょう。なにも問題なく、のびのびとできるようになりますし、人のリアクションがよければ、人生はさらに好転するでしょう。好転すれば通院する必要もなくなると思います。

なぜ躁鬱病は繰り返し発症するのかというと、「これが普通だ」と思い込んでいる人間らしさを追い求めてしまうからです。そうじゃなくて、面白すぎる躁鬱人の特徴をよく摑んで、言葉にして、それを暗唱できるように頭に入れましょう。それでも躁鬱人はコロコロ脳みそが動いてますから、すぐ忘れます。その度に、また思い出し、忘れないように暗唱して、常に人に向けて、行動できるようになると、再発はしませんし、症状とも思いません。そんなもんだ、と波を理解できるようになります。

僕は真剣に、躁鬱病で自殺する人をゼロにしようと今、試みてます。つまり、躁鬱病というものを「躁鬱人の特徴」という言葉に切り替えようとしてます。これまでの医学をすべて否定するくらいの大それたことです。もちろん、そんなことをしようとするのも、躁鬱人の特徴です。それくらいたいしたことなんだ、とんでもない偉業だ、だからこそ今日も、朝5時に起きて、二度寝もせずに飛び起きて、この原稿を書いているんです。

書くのも実際には一人です。一人で充実させよう精神だったら、こんな朝早くに飛び起きて、真剣に書いたりできません。誰もいないんですから。でもこれが多くの人々を助ける偉業になるかもしれない、という予感が少しでもあれば話が変わってくるわけです。そんなふうにして、僕はあらゆる細かい作業まですべてを常に自分のためではなく、人のために、より多くの人のためにと、自覚的にやってます。躁鬱人にとってそれはとても心地よい生活です。自発的にトゥルーマン・ショーをやっているようなものです。あれが躁鬱人の到達すべき最高の状態です（笑）。

だからこそ鬱がとてもしんどいんです。鬱状態では常に一人です。あの大嫌いな一人で空っぽな時間だけになってしまいます。

ここまで読んできた躁鬱人の方々はもうご理解いただけていると思いますが、躁鬱人の特徴を考えると、鬱状態のときに常に一人でいることは毒だとしか思えないじゃないですか。そうです。まさに毒なんです。鬱状態のときに、一人でいて一人で完結する時間を過ごしていたら、ただ辛いだけなんです。

カンダバシはこう言います。テキストの11行目。

「特に自分らしさや自分の長所が失われたときが要注意です」

そもそも鬱のときは自分の長所なんてなに一つないという状態になってしまうのですが、人に見せて喜ばせてなんぼの躁鬱人が一人でいたら、本当に大変なことになってしまうのです。

このまま鬱状態の過ごし方のコツについても書いていきたいのですが、まずはテキストに沿って進むことにしましょう。今、もしもあなたが鬱の真っ最中で、もう死ぬかもしれないから、早くコツを教えてくれという状態ならば、第7章から始まる「鬱の奥義」に飛んでいってください。

ここでは僕はどうすれば鬱にならずに済むのかという方法を書き進めていくことにします。もしも本当にまずいと思ったら、迷うことなく09081064666に電話です。躁鬱大学は常にマンツーマンでのケアサービスも同時進行してますから、安心してください。怪しいテレフォンショッピングみたいですが、なんと無料ですから、どんどん騙されたと思って、電話してみてくださいね。死ぬよりましですから。

さて、ずいぶん迂回しましたが、人の顔色を見て気を使う、ということに戻ってみましょう。カンダバシは続けてこう言うのです。

「平和指向型なので、他者との敵対関係には長くは耐えられません」

顔色をうかがうのも気を使うのも、躁鬱人にとっては平和のためなのです。それは自分が目立たないようにしようとか、自分に意見がないとか、そういうことではないんです。**とにかく平和を重んじる。**みんながニコニコして楽しそうなら、躁鬱人はニコニコして楽しいんです。

苦手なのは、みんなが気難しい顔をして黙っているような現場です。ついずっこけたり、大きな声を出してびっくりさせたりしたくなりますが、そして、することもあるのですが、とにかく空気を読む、いや、空気しか読んでいませんので、空気が変化しないと感じたときは黙ってしまいます。

空気を読むっていうのも悪い意味でとられますよね。でもそれは躁鬱人ではない人たちにとってということです。下手な人が空気を読んだら、ろくなことにならないからです。しかし、躁鬱人はまったく別次元です。**空気を読むことだけに長《た》けて**

ます。だから、世の中の流れはまったく無視して、どんどん空気を読みましょう。

前にも言いましたが、躁鬱人は徹底的に柔らかいです。だからどんなに空気が悪い現場でも、変形して、なんとなくその場をやり過ごそうとしてしまうんですね。でもそれはとても「窮屈」なことです。そのままにして時間を過ごしてしまうと、だんだんよくない方向に感情が移行していきます。

まず、空気が悪すぎると、まったくしゃべれなくなってしまいます。その場にいる人の空気をすべて読もうと試みてしまうので、そこでの空気がうまく読みとれていない場合、混乱が激しくなってしまいます。すると、周りのみんなは仲良く笑って喋っているのに、自分だけ黙り込んでしまう、みたいな状態になってしまうんです。

そうすると、躁鬱人の特徴である「自己中心的」なところが窮屈になってくるんですね。躁鬱人ではない人には申し訳ないんですけど、躁鬱人は常に自分が話の中心になっていないと落ち着きません。あちらで数人がニコニコ話してて、こっちでは一対一で静かに話す、みたいな状態だとなんとなく物足りないって思ってしまうんです。

これはあなたが自己中心的な性格に育てられたわけでもなんでもありません。あなたの両親にはいっさいの非がありません。ただの躁鬱人の特徴です。しかし、特徴であることがわかっていないと、自分は話に加わっていない、孤独だ、結局自分は人間関係がうまくいかないんだ、なんてことにすぐに発展してしまいます。みんなにその状態を口にしたら、お前はなんて自己中心的な人間なんだとか言われそうで、怖くて、そんなことはもちろん言えませんから、さらに黙ってしまいます。

そして今度はその状態をうっちゃるために、怒りを使って話の中心に向かおうとするのです。

その3
「居心地悪いなぁ」と感じたらすぐ立ち去る

本当は躁鬱人は徹底した平和指向型です。たとえそれが正義であるとしても、怒りをもって訴えるみたいな行為が得意ではありません。いや、多くの躁鬱人はそうやって訴えることが得意だと勘違いしているところがありますが、でもそれは得意だからではないのです。なにが原因かというと、話の中心になろうとする自己中心的なところがつい顔を出すのです。

躁鬱人は話の中心になれるチャンスを常にうかがっているところがあります。こう言ってはなんですが、議題はなんでもいいから、発奮だけしたいと思ってます。もちろん、あらゆる政治の現場で、泣き寝入りするのではなく、間違ったことを間違っていると訴えることは重要です。デモだって大事でしょう。インターネット上で政治家に文句を言うことだって大事なんでしょう。しかし、それは躁鬱人以外の人だけです。躁鬱人にはまったく大事ではありません。

躁鬱人の特徴は、本当にうまく非躁鬱人の普通の行動の中に紛れ込ませているので（そうやって、どうにか遺伝子を受け継いで生き延びてきたのでしょう）、一見、正しいことのように見えがちです。しかし、怒りを発散すればするほど、その分だけ深い鬱に陥ってしまうのです。しかも、もともとはただ話の中心になれればよかったんです。それだけなんです。

だから多くの人たちと同じ場所にいて、窮屈を感じ、黙ってしまったときこそが、チェックポイントです。そこに鬱の予感を感じて、だからこそ力を発揮しようとしてしまう。しかし、それではうまくいかない。

じゃあどうするか。むちゃくちゃ簡単なことです。

「話の中心になれないところでは、自分の出る幕はないと諦め、適当な話をしてその場をやりすごすこともできないので、さっとその場を立ち去る」

このむちゃくちゃ簡単な結論のために、この長い章を書き続けてきました。

僕はたとえ、ある飲み会が盛り上がっていたとしても、僕としては居心地がどうも悪いなあと感じたら（つまり自分が話の中心になれていないと思ったら）、その瞬間に

その3

「居心地悪いなぁ」と感じたらすぐ立ち去る

立ち上がり、**「満足したので帰ります！」**と言って外に出るということを実践するようにしました。これがとにかく効果テキメンでした。そして、さらなる結論に達しました。それは、**「躁鬱人にとって大人数での会合はまったく必要ない」**ということです。

2、3人の会合、いやはっきり言えば、一対一で会うことがいちばんラクです。もちろん大人数の視線を集めるということも好きなんですけど、つまりそれは「一点」に集めるということだけです。自分オンステージなら大人数でも問題ありません。なんて自己チューなんだと非躁鬱人の方からは思われるでしょうが、仕方ないです、これが躁鬱人の特徴なんですから。というわけで、僕は普段の生活では、一対一だけの会合だけを頻繁に行い、複数人での飲み会はいっさい出ないようになりました。

僕が見つけた方法は、自分が「午後9時に寝る人」だと知らせることです。そうすると、当然ですが、夜の飲み会には誘われません。しかも夜9時に寝ると、躁鬱人にとっての**最大の敵は「睡眠不足」**ですので、一石二鳥です。もし飲み会について参加してしまったとしても、9時に寝ることをみんなが知っているので、ちゃんと9時には帰ることができます。

むちゃくちゃ楽しく、かつ話の中心になっていれば、延長すればいいんです。僕は大人数の前で注目を浴びるという欲望のために、ときどき、人前に出て、歌をうたったり、トークする仕事をしています。このときは常にオンステージですから、他の人と世間話をする必要がありません。やりたいように歌って話して帰ればいいんです。打ち上げも僕はしません。オンステージで満足するので、あとはゆっくり帰って、早く寝るんです。

皆さんも、「ああ、なんか居心地悪いなあ」「面白くないなあ」と思った瞬間に、まずは立ち上がるところから練習してみてください。そして、それがどれくらい心地がよかったかを確認してみてください。

躁鬱人は体感すれば、かならず心地がいいほうに体が動いていきます。ただ知らないだけなんです。ちゃんと経験をしていけば、自分なりの操縦法を見つけていくんです。

自己中心的な人間は人間ではない、みたいな言葉が広がりすぎているので、顔色をうかがってなんでも言うことを聞いてしまう躁鬱人はつい、それが自分だ、だからダメなんだと控えめになってしまってます。大胆になって、人前に出ろと言っているのではありません。**大胆になって、さっとその場を離れてみることを練習する**のです。

すると、自分にとっての話の中心になる場所が見えてきます。離れることで、見えるのです。そこがあなたの場所です。好きに歌って踊って話して、喜びを人々に提供してあげてください。そこにいる人々はあなたのユーモアをすべて受け取ってくれるでしょう。

その4 資質に合わない努力を避けるための吐露の術

さて先に進みましょう。次はテキストの5行目です。

「もともと和を大切にする人なので、
つい自分が我慢してしまうのです。
我慢して自分が窮屈になるのがいけません。
そういう環境とは相性が悪いのです。
我慢して何かをするという性分ではありません」

躁鬱人は奔放ですが、それ以前にとても柔らかい性質を持ってます。さらに平和を重んじますから、そのためだったら平気で自分を変形させてしまう。

完全に無意識でやっているので、変形していることに自分でも気づいていません。だから、自分がただ奔放な人なのか、人に合わせてしまって言いたいことも言えない人なのかがわからなくなってしまう。いや、奔放なのはいつも人前だけで、実は自分の意見などまったくない透明な人間なんだと思っているところがあります。

このように自分の内側に注意が向かっているときは、鬱状態に傾きかけている合図です。なぜなら躁状態のときはいっさい自分を顧みることはないからです。

躁状態のときは、「自分とはなにか?」なんてことは一つも考えません。自分は自分であって、世界で唯一の存在であると認識してます。だから一人で物思いに耽るなんてことがありません。「今日はこの店に行って、本を買って、あの店であれを買いたい。そして今、気になっているあれの研究をしたいので、図書館に行って、関連した本をいくつも読んで、水着を持っていってその横にある水辺で泳いで、あ、バーベキューセットを持っていって、お昼ご飯を食べてもいいかもしれない。それなら、友だちも呼んだほうがいいな、あの人とあの人に電話をかけよう、いや、今かけよう」なんてふうに考えてます。

自分に向かう視点がゼロです。本当にまったく自分を振り返ったりしないんです。自分の中になにか直す部分があるなんてことは思いもつきません。それは近くにいる人から教えてもらって、僕は気づきました。

鬱状態のときは、「僕はこういうところがダメだ。しかもそれは小さい頃からずっと感じてた。ずっと鬱みたいな感情があった。表向きは明るい顔をしてはいたけど、実は違って、内心はずっと苦しかった。もしかしたら両親からの影響があるのかもしれない。両親のせいかもしれない」とずっと言っているようです。しかし、鬱が明けた僕に妻が、「小さい頃からずっと辛かったみたいに言ってたけど、今もそう感じるの？」と聞くと、「えっ？　全然だよ。僕は小さい頃から自分で漫画も描いてたし、ゲームも作ってたし、部屋の中に家まで作っててね。つまり、いまやっている仕事の源流はそこにあるんだよね。むしろ、小さい頃の自分に感謝だね。両親のせい？　いやいやそれはないでしょ。彼らは彼らだし、僕とは関係ないし。むしろ父親のおかげで音楽に興味を持ったし、母親のおかげで芸術方面に関心を持ったと思うのよ。家には芹沢銈介のカレンダーや柳宗悦が立て直した北海道民芸家具なんかが揃っててね、裕福な家じゃなかったけど、調度品や食器や着る服なんかはとても上品なものばかりで、そうやって感性を磨いてくれたんだと思う。感謝しかないよ、感謝」と答えるようです。差が激しすぎます。

余談ですが、躁鬱人は鬱状態のときにかならず、「こうなったのは両親のせいだ」と言います。僕も毎回そう感じてしまいますし、何度か両親にも直接言ってしまっ

その4
資質に合わない努力を避けるための吐露の術

たことがあります。もうこれは躁鬱人の鬱のお家芸みたいなものです。両親にそんなことを伝えても、相手は悲しむし、こちらも怒りを爆発させるだけで、なに一ついいことがないのでやめておきましょう。しかも彼らにはいっさいの非がありません。なぜなら元気になったとたん、われわれ躁鬱人は、「あー死なないでよかった！　生きててよかった！　そして、この世に生まれてきてよかった！　産んでくれてありがとう！」と両親に伝えることができるくらいになります。その合図以外に「親が……」という言葉が出てきたら、あなたは鬱ってことです。その合図以外にはほとんど意味がありません。

躁鬱人はかならず成長します。たとえ非躁鬱人が「私も躁鬱人になりたい」と思っても、なることはできません。躁鬱人はそのように生まれてきたわけです。あとはただ正確にその特徴を理解し、技術を会得し、伸ばしていけばいい。

ただ、これまで躁鬱人という区分は使われず、それは治療の対象として、他の非躁鬱人たちと同じ生活ができるようになればいいと考えられてきました。しかし、それは間違いです。躁鬱人は、きちんと躁鬱人専用の学習を続けていけば、自分なりの生活を楽しく作り上げることができるのです。そう考えるとうれしくないですか？

躁鬱人にとって、楽しく、愉快で、心が軽くなって、体も軽くなるようなことは、それだけで栄養です。それがたとえ稼ぎにならないとしても、なんの価値もないと周りの人から思われていようとも、心地よくなるだけで栄養です。楽しむこと自体がそのまま学習になります。こんな愉快なことがあるでしょうか。

「楽しんでばかりいないで、ちゃんと努力しなさい！」という非躁鬱人の心ない発言も聞こえてくるかもしれません。しかし、ここは一つ、無視してみてください。大事なことは「怒り」を発露しないことです。「なんでそんなことを言うんだ、お前は俺の気持ちをわかっていない！」なんて言い返す必要はありません。それ自体が鬱へのハイウェイです。「わかりました！」とか適当な返事をしておいて、その人が見ていないところで、さらにその楽しみを続けるのです。けっして深刻な顔をして、努力とかしないでくださいね。

世界の人口77億人に対し、われわれ躁鬱人は発見されている数が6000万人と言われてますから、1パーセント弱くらいしかいません。やはり少数民族であることは間違いありません。そのため、躁鬱人への教育を一般教育課程に盛り込ませるなんて政治的行動はほぼ不可能です。

無理な目標へ向けてゴリゴリ努力しつつ、必死に食らいついて勝ちとるみたいなプロセスは、躁鬱人にはいっさい向いていませんので、さっさと諦めて、違うところにいきましょう。心地よいところにいましょう。それでいいんです。躁鬱人への教育は、躁鬱人によって行えばいいんです。だから非躁鬱人に怒らないでください。別の人間、なんなら、別の生き物だと思って、でも「お前は別の人間だ」なんてことは言わずに、ニコニコ無視して、やりたいことだけ飽きるまでやっていきましょう。

躁鬱人にとっての「飽き」は、非躁鬱人のそれとまるで違います。なにかを思いついた、すぐ行動した、思うままにやった、誰からも学ばずに自分なりの方法で適当に試してみた、面白かった、心地よかった、そして翌日、飽きた。非躁鬱人の世界ではこういう人を信用してはならない、雇用してはならない、みたいに教育しているようです。しかし、躁鬱人は違います。**飽きた、と言えることは、技術です。**「飽き」は天の恵みみたいなものです。

やりたくないものをそれでも一度始めたのだから、やり通さないといけない、みたいな思考回路は、躁鬱人にとって害悪にしかなりません。やりたくないことは、いっさいやらないでくださいね。これまで受けてきた教育と少し違うかもしれませんが、だからこそびっくりというよりも、きっとこれを読んでいる躁鬱人のあなたは少し気がラクになっているはずです。なぜなら、僕が気をラクにさせたいと思っているからですし、そう心から願っているからです。

ちゃんとできないと……って悩んできたんじゃないですか？　悩んできた方には申し訳ないんですが、その「ちゃんと」がまったく効果がないのが躁鬱人です。それどころか、鬱になる原因になってしまいます。

カンダバシももちろん、そのことについて言葉を残してます。ずっと下のほうにいって、7段落目の1行目です。


「資質に合わない努力はしないのが良さそうです。『きちんと』とか『ちゃんと』とかは窮屈になるから駄目です」


これを読むだけで、気持ちがスーッと晴れていきませんか？　僕は自分が欲しがっていた言葉がそのまま目の中に飛び込んできて、まるで湧き水でも飲んでいるように体が潤いました。

ちゃんとしなきゃと感じるのはどういうときかというと、簡単に言うと、やりたくないときなんですよ。そして、飽きたときなんですね。もう満足した。一回やってみて、自分としては心地よくなって、どういう感触になるかはわかった。それで

その4
資質に合わない努力を避けるための吐露の術

もう満足なんです。

それなのに「人として、威厳のある大人として、飽きたからといって、やりたくないからといって、すぐに放り投げるのはどうなのか？」という言葉が頭をちらつくじゃないですか。あれ「人として」ではないです。「非躁鬱人として」ってことです。躁鬱人がそれをやると、ほんとぎこちない人生になるので、やめておきましょう。

非躁鬱人の常識は、躁鬱人の非常識です。だから、とにかくぶつかります。そのままむき出しで生きていると、衝突してしまうんです。それがたとえ家族だったとしても衝突は避けられません。躁鬱人の家族がすべて躁鬱人であるとはかぎらないからです。

だから躁鬱人は、孤児のような経験をします。まず両親が躁鬱人でない場合が多いですし、両親が躁鬱人であったとしても、彼ら自身が躁鬱人としての教育をまったく受けておらず、むしろ非躁鬱人として育てられている可能性が高い。その場合、彼ら自身も「ちゃんと」やれと言われ、「ちゃんと」やろうとしてきて、躁鬱人ですから当然ながら「ちゃんと」できないできたので、いっそう子供には「ちゃんとしてほしい」と思い、よりこじらせていきます。

現在ではほとんどの躁鬱人が孤児状態にあります。これはなんとかしなくてはなりません。だからこそ、僕はいのっちの電話と称し、０９０８１０６４６６６という自分の携帯番号を公開しているのです。いのっちの電話は躁鬱人孤児院の役目も担っているわけです。

しかし、１００人に1人は躁鬱人ということが確認されているわけですから、周囲にはいなくても、ちょっと探せばすぐに見つかるくらいにはいます。だから完全に孤独ではありません。周囲の非躁鬱人、もしくは非躁鬱人の教育を受けて育った躁鬱人たちとの衝突もできるだけ避けていきたいところです。そのためには、資質に合わない努力はしない、ということも大事ですが、それ以前に、資質に合わない努力をしないでいられるような環境づくりもまた重要なことになってきます。

躁鬱人はただ技術を高めていけば、安定した不安定生活が送れるわけではありません。なんせ少数民族ですから。まずは技術を高めるための環境づくり、土づくりこそが必要なのです。そして、それがあなたが窮屈を感じないためのいちばんの近道となります。「急がば回れ」という諺がありますが、あれも非躁鬱人の、石橋を叩いて渡る式人生の方法論です。躁鬱人はそうではなく**「急がば近道を自分で見つけ出せ」**です。そちらのほうが心地いいのです。

躁鬱人は、自分の内面を文字に起こすことは苦手です。しかし、自分の内面を感覚として感じ取るのは大の得意です。はっきり言えば、躁鬱人にとっての言語とは、言葉ではなく、感覚です。そういっても過言ではないでしょう。自分が今どんなふうに感じているかを言葉にすることはできなくても、心地よいか、窮屈かは、すぐにわかります。それが躁鬱人たちにとっての羅針盤になりますので、ここはよーく覚えておいてくださいね。

だから「なんと言っていいのかわからない」などと悩むことはもうやめにして、**「今、心地いい？　それとも窮屈？」**って自分に聞いてあげてください。

カンダバシも今日の最初のテキストの次の文、7行目にこう書いています。

「勘や直感にすぐれていて、『好き』『嫌い』で生きている所があります」

本当それだけですよね。そのことに理由もなにもないんです。ただ、心地いいか、窮屈に感じるか、だけなんです。

理由があるから、原因があるから結果がある、という数式みたいなスタイルは非躁鬱人の思考回路です。躁鬱人はそうではなく、式にもなりません。ただ心地いいからやってるだけです。どうして、それをやるようになったのですか？　とか非躁鬱人の新聞記者などが聞いてくることがあるのですが、僕はいつも答えることができません。「いやあ、なんとなく、パッと思いついただけなんですよね」と言っても、非躁鬱人には通用しません。なにか理由があると思っているのです。

ここもあんまり揉めても疲れるだけなので、適当に理由を作っておきましょう。本当に適当な理由でいいんです。理由はすべて非躁鬱人のためのもので、二重生活を強いられている少数民族である我々躁鬱人は適当にでっち上げて、非躁鬱人たちがなるほどと勝手に納得してくれればいいってだけです。それ以上のものではありません。

というわけで、今、あなたも自分に「心地いいか、窮屈か」聞いてみましょう。我々の言語である感覚はとても明快です。きっとすぐにあなたもわかるはずです。そして、心地いいなら、そのまま続行しましょう。一方、窮屈なら、すぐに変える必要があります。

とにかく躁鬱人は我慢ができません。本来、躁鬱人だけで生活が営むことができたら、我慢という言葉自体存在しないでしょう。そうやって、今まで言葉にならないことを悩んできたでしょうが、そうではなく、むしろ、この言葉にできないけど、すぐに感じる感覚こそが、自分にとっての言語なんだと知覚すると、風景が変わって見えてくると思います。

その4

資質に合わない努力を避けるための吐露の術

そのために窮屈を感じない環境がまず大事になってくるわけですが、環境には地面が必要です。土ですね。もちろん実際の土ではありませんよ。周囲の無理解が作り出した土壌の上でどれだけ行動しても、躁鬱人は持ち前の天性の能力を発揮することはできません。周囲に理解してもらう必要があります。

ということでどうするか。「吐露」しましょう。自分が感じていること、自分がやっていきたいこと、そして飽きてしまったこと、**やりたくないことを「吐露」するんです。**

実例を出しましょう。僕は書く仕事は家でやってます。アトリエは家から離れたところにあり、そこではお昼過ぎから3時間ほど絵を描いてます。まず、僕は家族の他のメンバーとは少し違う時間で動いてます。最初は寝るところから始めましょう。僕は夜9時に寝ています。これは前章でも書きましたね。一つには夜、人と宴会をするという自分に必要ないものをうまく断る方法としてですが、同時に、朝4時に起きるためでもあります。4時に起きると、誰も起きていませんから、一人で気を使わずに仕事ができるんですね。今、これを書いているのは朝8時27分ですが、もう4時間半も一人で過ごすことができているんです。朝はなにかと忙しいですから、8時に起きていたら、そんなことはできません。しかし、朝4時に起きると、それができます。

僕以外の家族は夜寝るのが遅いです。妻が夜型の人なんですね。そのため、他の人もみんなそっちになんとなく合わせてる。なんとなく家族は一緒に同じ時間に寝るものと僕も思っていたので、そうやっていたのですが、そうすると、自分なりに時間が使えずに、ときどきイライラしていたんですね。それでどうしようかなと思って「僕は自分なりのペースで生活してみたい。夜9時に一人で書斎に布団を敷いて寝る生活をしてみたい。そっちのほうが心地いいかも」と伝えました。

吐露するってことは、つまり、**自分が感じていることをそのままに言葉にすること**です。そのときに、あれこれ理由を伝える必要はありません。吐露ですから、そのままでいいんです。感覚を伝えるってだけです。それが心地いい、それが窮屈だ、と一言だけ言えばいい。べつに夜9時に家族全員寝るべきだと言っているわけではありません。**「とにかく人は変えようとしない」**これもポイントです。

人を変えようとしても、どうせ人は変わりませんから、躁鬱人としてはそれを押し通そうとするとかならず怒りが発生します。**「変えるのは自分だけ」**です。躁鬱人の持ち前の柔らかさで、自分を変えることは簡単にできます。人はいっさい変えられません。不可能なことをするとそれがそのまま窮屈に転化します。可能なことだけをすぐさま実行しましょう。

その4
資質に合わない努力を避けるための吐露の術

というわけで、なかなか言えなかった一人で布団を敷いて僕だけ家庭の団欒から離れて9時に寝るという生活ができるようになりました。たったこれだけのことですが、吐露するのはなかなか難しかったです。なぜなら、躁鬱人お得意の気遣いがあるため、集団の中で一人だけ好き勝手に行動するってことに慣れてないんですね。どうしても気にしてしまう。

黙ったまま夜9時に寝たら、みんな寂しがってないかな、俺だけ早く寝てみんなと一緒にいることをつまらないと思わせてないかな、とか余計なことを考えてしまいます。なにも言わずに勝手に行動をすると、その行動自体は窮屈でなくなったとしても、周囲との関係が窮屈になってしまう可能性があります。だからこそ吐露の術が大変効果的なのです。

吐露すれば、相手も僕がそれで心地いいんだ、と知ることができる。そして、これを繰り返していけば、周囲にも、躁鬱人というものは自分なりの窮屈でない生活スケジュールで過ごせばとても心地よく生きることができるんだということを、実践を通して伝えることができます。吐露の術を繰り出しやすい環境もどんどんできてきます。

今日の講義ももうすぐ終わりますから、みんなが起きてくる9時頃には、元気に

「ご飯でも作るよ！」なんてことが言えるわけです。

娘のアオは僕に似て朝型のところがあり、僕よりは遅いですが、早めに起きてきます。物音が聞こえますから、僕はすぐ気づくんです。そして、とたんに気になってくる。でも、それ自体は悪くないんです。躁鬱人は一つのことに集中しすぎると実はうまくいかないという法則があります。これも非躁鬱人には理解ができないかもしれませんが、ながら作業のほうが効率がよくなったりするんです。いくつも同時に作業をしていたほうがラクなんですね。

だからご飯を作ってあげたいと思ったら作ります。でも、今日は作りたいと思わずに、もっと書きたいと思ったんです。そこで僕はすぐに書斎をでて、アオのところに行き、「いつもはご飯作るところだけど、今日はもうちょっと書きたいと思ってるから、ご飯は自分で温めつつ、卵焼きとか作って〜、いいかな？」と吐露しました。すると「うん、それでいいよ」と言ってくれたので、安心して、今書斎に戻ってきたわけです。

こうやって、一つ一つの行動をするときや、気になることが起きたときに、自分にとってなにが心地いいか、なにが窮屈なのか、とすぐに聞いてあげて、自分がやりやすいように、自分を変えます、ということを周囲の人に吐露することが大事です。

なんだそんなことか、とみなさん思うかもしれませんが、このように細かく自分に対応してあげることが驚くべき効果を発揮するので試してみてください。

同時に、その細かい吐露は、周囲にいる非躁鬱人には理解しにくい躁鬱人の特徴を知るいいきっかけにもなります。吐露をすればするほど、非躁鬱人も自分の常識の中であなたを理解しようとはしなくなります。だって、躁鬱人が荒れたら、あなたも辛いですが、周囲の人も辛いからです。

できるだけ心地よい生活を送ろうと願うのは、躁鬱人も非躁鬱人も同じです。ただその感覚が違いすぎるので、相互理解を深めるために、躁鬱人は非躁鬱人を変えるのではなく、**窮屈な方向ではなく心地よい方向に自分自身を変える**、そのことを**周囲に吐露する**、というこの吐露の術を駆使してみましょう。

今日も長くなりましたが、これで講義を終わります。僕も朝ごはんを食べようと思います。それではまた明日。

その4
資質に合わない努力を避けるための吐露の術

その5 「今から作り話をします」と前置きして話そう

さて、今日も講義をはじめてみましょう。次のテキストです。1段落目の最後の文。

「普通、中高時代より好調と不調の時期があったはずです」

たしかにそうです。僕自身、どうにもならなくなって、心療内科に行くしかないと感じて、受診し、躁鬱病と診断を受けたのは2009年、31歳のときですが、それ以前から好調と不調の時期はありました。

気分の波が激しかったのは、小学生の頃からです。それでも高校生までは特に学校を休むことも、家に閉じこもったりすることもありませんでした。躁状態が飛び出して、ちょっとハメを外すことはありましたが、でもまだかわいいものでした。

ここで気になるのは、中高時代から好調と不調の時期があったにもかかわらず「なぜそのときは、破綻しなかったのか」ということです。

その5
「今から作り話をします」と前置きして話そう

実は波自体はたいして変化がないのではないかと僕は感じてます。小さい頃から、いろんなことに興味を持ったり、人とワイワイ騒ごうとしたりする一方、一人でちょっと塞ぎ込むような気持ちになって寂しくなったり、みんなが笑っている横で、突然悲しい気持ちになったりすることはありました。

鬱のときは、そういう経験もすべて、悲しい記憶として思い出されます。

躁鬱人は出来事自体よりも、そのときに感じた感覚のほうを重視します。これはこれまでにも話してきましたね。われわれ躁鬱人はただひたすら感覚で生きているわけです。感覚が言語なので、それ以外のことは雰囲気くらいしか記憶しません。

人に伝えようとする記憶は出来事についてなので、そこで口にした記憶自体は、実はほとんどが適当な記憶です。捏造とまでは言いませんが、かなり曖昧な記憶の中の出来事を強引にくっつけて、自分で記憶を作り出していきます。躁状態マックスのときの記憶は、ほとんど小説の世界と変わらないでしょう。記憶を捏造ではなく、創造しちゃいます（笑）。

もちろん、その独創的な記憶はなにか創造的な仕事に有効に活用することができるかもしれません。いや、むしろ、そこにしか活用の道はないのかもしれません。なぜならば、躁鬱人によって捏造、いや創造された記憶は、記憶を飛び越え、新しく真実として生まれ変わりますが、非躁鬱人からは「またオーバーな表現を」とか「それは思い込みでしょ」などと言われてしまうからです。

豊かに作り出した素敵な記憶を非躁鬱人に真顔で否定されたからといって、怒らないでくださいね。悲しむ必要もありませんし、これが真実だと言い張る必要もありません。

厳密に言うと、躁鬱人の記憶が事実に基づいて正しかったことはありません。もちろん、それは非躁鬱人たちが信仰している、「事実」という概念に照らせばということです。われわれはそんな非躁鬱人たちが多数派である島に住んでいるということをまずは適当に理解しておきましょう。

しかし、われわれ躁鬱人は違います。記憶、つまり過去の時間もまた、未来と同じように、日々刻々と変化し、成長するものなのです。

その5
「今から作り話をします」と前置きして話そう

非躁鬱人に過去の記憶を伝えるときには「これは事実ではなく、フィクションです」というあのテレビとか映画とかで流れる字幕があるじゃないですか、あれを利用しましょう。つまり、**作り話として伝えればいいんです。**

われわれ躁鬱人の中では、過去と未来が混在しているように、夢と現実もまた混在してますが、非躁鬱人は、それらをきっちり分けるという約束事をもとに集まってできた集団なので、フィクションとリアルをごちゃ混ぜにすることを極端に嫌います。われわれが少数民族であることを理解しなければなりません。「少数民族にも自由と権利を！」だなんて叫んだところで無駄です。あらゆることが日々移ろっていく躁鬱人が、非躁鬱人の世界で受け入れられるためにきっちり夢と現実の間に境界線を引いたとしても窮屈なだけです。

嫌なことはしない。躁鬱人は権利主張などいっさいしないようにしましょう。滅びたら、それまでよ、の精神で。生きるか死ぬかですら、はっきりいうと、どっちでもいい。躁鬱人にはその区別ももちろんなく、混ざり合っているんですから。

非躁鬱人がこれを読んでいないと仮定して、つまり、これもフィクションとして書きますが、非躁鬱人は本当に退屈なところがあります。頭でっかちで、夢で起きたことが事実だとは感じることができません。だからそこはわれわれがちゃんと譲歩してあげる必要があるわけです。躁鬱人は柔らかいですから、簡単に捻じ曲げ、折り合いをつけることができます。そのあたりは変なプライドを持たずに、どんどん切り替えましょう。

間違っても躁鬱人の権利主張をしないことです。あらゆる少数民族がそれで失敗し、多数の非躁鬱人に取り込まれ、けっきょく苦しんでいるのですから。多数派に紛れ込み病者に変装し生きのびることを決めた躁鬱人は、そうではない道を探しているということを自覚してください。あなただけの躁鬱人ではありません。この血はそれこそ類人猿のときからずっと受け継がれてきたものです。もしかしたら、魚だったときからかもしれません。その長い悠久の時間に思いを馳せてください。

大丈夫です。あなたは躁鬱人なのですから、自分の記憶だけが記憶のすべてではないことを知っているはずです。遠い祖先の声に耳を傾けることが容易にできます。もちろんそれはでっち上げと言われます。そこで怒らずニコニコ顔で「今から作り話をします」と言ってください。大事なことはそれだけです。

さて、もう一度、この章の最初の問いに戻ってみましょう。

「中高生のときも好調・不調があったのに、なぜそのときは破綻しなかったのか」

ということです。

中高生のときからすでに破綻していたという人もいると思います。ただ、そんな

その5

「今から作り話をします」と前置きして話そう

人でも、波はありつつも完全に寝込むまでには至ってなかった、という時間を小学生くらいまでは過ごしていたはずです。その「波はありつつも、まあなんとか大丈夫だった」という状態は今後の過ごし方の大きなヒントになるので、ぼんやりとでいいですから思い出してみてくださいね。

ここでは僕の話をもとに考えていってみたいと思います。どうにもならなくなって病院に行くまでの話です。もちろん、これは記憶していることですから、前にもお話ししましたように、躁鬱人お得意の「創作」が織り混ざってます。つまり、今から話すのは「作り話」であることをどうかお忘れないように。

4歳、つまり幼稚園に入ったぐらいのときです。父親が言っていたのは、気づくと勝手に一人で車道に出て横断歩道を渡って、向かいのプラモデル屋さんに入っていってたらしいです。さらには僕は当時、福岡に住んでいたのですが、中心地である天神にある天神地下街で一度、数時間迷子にもなっています。「ほうっておくとなにをするのかわからなかった」と父親は言っていました。べつになにかを破壊したりするわけではありません。恐怖心が欠落しているらしく、一人で勝手にどこかへ行く子供だったようです。

でも、僕としての実感が残っているのは「一人でいるのをよく怖がっていた」という状態のほうです。のちに19歳頃、つまり、これは大学進学のために熊本から東京に上京したあとの話ですが、僕は極端な旅行をするようになります。１９６０年代のボロボロの原付バイクで熊本から東京まで走ろうとしたり、一銭もない状態でギターを持って道端で歌いながら日銭を稼ぎつつ、ヒッチハイクで熊本から函館まで行ってみたりしてました。なにかを思いついては、しかもちょっとだけとんでもないことを思いついては、それを実践することに快感を感じてました。インドで無銭旅行もしました。しかし、僕の場合は「行きはヨイヨイ、帰りは怖い」状態で、たしかにそうやって出発したときの爽快感はとても心地いいのですが、すぐに一人でいることに不安になります。

インドに3週間行ったときは、まだ20歳ちょうどくらいだったので、なんでも経験してみたいと思い、カルカッタに到着してすぐ、ドミトリーの安宿に泊まりました。下のベッドに寝てたオーストラリア人からハシシ（大麻の樹脂を固めたものですね）を渡され、初めて吸って、一瞬気持ちいい！　と思ったのですが、すぐに悪酔いしてしまい、二段ベッドの上で寝ていたところ、トイレに行きたくなって、降りようと下を見ると、床まで10メートルくらいあったのでびっくりして、でもおしっこがしたいので、階段を使えばいいのに、なぜか目を閉じて飛び降りて、あやうく頭をぶつけるところでした。いつも間一髪で切り抜けるのですが（これも躁鬱人の特徴かと思われます）。

その5
「今から作り話をします」と前置きして話そう

その後、バラナシというシヴァ神の聖地では、バングラッシーと呼ばれる緑色の大麻入りラッシーを飲もうとそのオーストラリア人の友人に誘われ、店員に「サイズは?」と聞かれ「いちばんちっちゃいの、Sください」と言ったらスモールのSではなく、ストロングのSだったらしく、なにも知らない僕はその真緑の液体を飲み干し、3日間バラナシの街をさまよいました。危なかったと思います。そして、僕は小さい頃からホームシックによくなっていたのですが、今まででいちばんひどいホームシックになり、インドの安宿から当時付き合っていた彼女に泣きながら電話しました。ひどいものです。

というわけで、僕はホームシックにすぐかかります。それなのに、大冒険みたいなことを試みることもやめられません。それは4歳くらいから変わっていないようです。あと4歳頃の記憶では昼寝の寝起きが本当に苦手でした。夕方なのか朝なのかわからないあの妙な時間の中で目を覚ますと、自分がどこにいるのかわからなくなり、それもホームシックに似たような感覚なのですが、とても不安になっていました。でも、すぐに両親の顔を見たり、兄弟の顔を見たり、家の中の空間を見渡していくことで、あ、そうか自分はこの家にいるからホームシックを感じなくていいんだと思って、少しずつ安心していきました。

それでもいつも不思議な気分ではいました。家の中にいるのにホームシックにかかっていたからです。よく家の中で迷子（のちに僕は実際に『家の中で迷子』という4歳のときの天神地下街での迷子のことについて書いた小説を出版します）になっていると感じたものでした。この「家の中にいるのにホームシックになる」という感覚がどうやら、最初に感じた鬱の症状だったようです。おかげで僕は42歳になっても昼寝が苦手です。あの夕方に起きたときのホームシック感がいまだに忘れられないからです。

一方、早朝、朝4時とか5時とかに起きても、まったくホームシックは感じません。むしろ、心地よいです。何時頃に起きたら心地よいのか、ということは躁鬱人はチェックする必要があります。おそらく早起きしたほうがいい人が多いと思います。夜型だと思っている人も、実は相当の朝型であることが多いです。漁師やハンターは皆、早朝仕事に出発します。ほとんど夜です。でも、彼らは早めに寝て、早く起きているだけです。

躁鬱人たちは狩人だった可能性が高いです。常に動いているものを捕獲するためには、体も頭も揺れ動く躁鬱人の特徴がうまく活きるからです。ですので、昼寝して夕方に起きたり、寝すぎて昼前に起きたりすると、そのときの遺伝子の記憶が蘇るのかもしれません。「あ、やばい寝坊しちゃった！　早く起きて狩りするつもりだったのに。みんなもう出発してるのな。こりゃまた怒られるかも」とあのときのトラウマが戻ってきているのではないでしょうか。もちろんこれは僕の「作り話」ですからね。上手に咀嚼しながら飲み込んでくださいね。

人の家に遊びにいくと、環境が変わって落ち着かなくなり、友達の家に泊まると、かならずホームシックになりました。とにかく環境が変化すると、とたんに鬱っぽくなってました。だから今でも引越しが苦手です。

中高生のときも、**とんでもないことをするときと、静かなときの両極端があった**と思います。自分が躁鬱病だなんてことは一度も考えたことはありませんでしたが、突拍子もないことをする、そしてときどきホームシックみたいな気持ちになるということは繰り返してました。でも破綻はしてなかった。

なぜかというと、それは時間とやることが決まっていたからです。

高校生までは親元で暮らしてました。親は時間がきっちりしていて、昼ごろまで寝るなんてことはしない人でしたので、遅くても朝8時には起きて、朝ご飯を食べて、お昼ご飯も夜ご飯も時間が決まっていて、お風呂もだいたい定時に入って、そして、10時には寝てました。みんなで川の字になって寝ていたので、寝る時間もみんな同じでした。朝起きたら、学校に行くのは決まってましたし、学校でも毎時やることが決まってました。主にやることは勉強と部活だけで、僕は野球部に高校1年生のときまで入ってました。そのときまではたしかによかったのです。僕が調子を崩すようになったのは部活をやめてからです。

つまり、決まった時間になにをすればいいのかがわからなくなったのです。これはヒントになりました。もちろん学校でやることはつまらないことでしたが、それがたとえつまらなくても、やることが時間で決まっていることのほうが重要だった。

これは皆さんも同じではないかと思います。帰宅部だった人は躁鬱の波がより出やすいかもしれません。とにかく躁鬱人は暇だと鬱になります。**退屈すると鬱になります**。やっている内容よりも、やる時間が決まっていて、ほどほどに忙しい、かつ、勉強だけでなく、部活など、まったく別の活動が多彩に含まれている場合が大変よろしい。

学校は1時限単位で時間割が組まれています。2時限連続で図工するときが幸せでした。早く終わる土曜日の3時間授業のときはとても心地よかったですし、日曜日だからといって、ずっと寝てるわけじゃなくて、いつもより朝早く起きて、漫画を描き、ゲームを作って過ごしました。どれ一つとして一貫性を持ってやり遂げることなどはせず、どれも適当に中途半端、でもやりたいだけやってました。かつ、成績がよかったので褒められていた。共学だったので、学校にはいつも気になる女の子、優しく相談に乗ってくれる女の子、つまり、女の子がいました。

といったように、調子は崩れてはいなかった、むしろ調子がよかった、あの18歳くらいまでの時間の使い方に注目しましょう。そこにこそ、あなたがラクに過ごすためのヒントがあります。

僕は「4歳から中高生までもしっかりと躁鬱の波があった。そして、上京して一人暮らしをしてから波は強くなり、破綻し始めた」わけです。最高だなと思っていた時間は小学5年生のときでしょうか。中学2年生のときもよかった気がします。高校に入ると、部活がつまらなくなったので、やめてしまいましたが、部活をやめてからおかしくなりました。

カンダバシもずっと下の段に書いてます。

「受験勉強をするからといって、部活や遊びを減らして生活を狭くするのは逆効果となります」

本当にそうなんです。でも、つい一つの大きなことを完遂させたいと焦るあまり、他のことを、どうでもいいことだからやめたほうがいい、受験に部活はまったく関係なく、意味がない、ためにならない、などと考え、イライラしてやめてしまいます。しかし、多彩な活動で、うまく躁鬱の波を拡散することができていたのに、それができなくなり、波が窮屈なところにおびき寄せられ、鬱になってしまうのです。

躁鬱人はすぐ、これは意味がない、俺がやろうとしていることに直接、関係ない、時間がもったいない、俺はもっとこういうでかいことがやりたい、と思ってしまうので気をつけましょう。

躁鬱人にとって**重要なのは「なにをやるのか」ではありません**。そうではなく**「どれだけ多彩か」**ってことだけです。なぜ重要なのかは、第12章の「孤独を保ち、いろんな人と適当に付き合おう」にまとめて書いてますので、そちらを読んでもらうとして、まずは**「やっていることの内容よりも、多彩であることのほうが重要である」**ということを頭に入れておいてください。たとえ稼ぎにならないとしても、それが多彩さを生み出しているのなら、それだけで躁鬱人にとっては有益なことです。体がラクになるのですから。

そんなわけで、学校生活は内容としては窮屈極まりないですが、実のところ、その細切れな時間の使い方、受験勉強もあれば、部活もあり、異性と出会う可能性も高いことなど、とにかく躁鬱人にとっては、安定した土壌なのです。

決められた学校生活なんて躁鬱人にとっては不自由そのものだと感じる人もいる

でしょう。ですが、あなたの小さい頃を思い出してみてください。きっとみんな躁鬱の波をうまく拡散できていたんです。学校生活は、実は非躁鬱人にとっては窮屈なところですが、躁鬱人にとっては不思議なことに、その後の生活の基盤となる「日課」の作り方を学ぶ格好のモデルケースなのです。もちろんやっていることはつまらないかもしれません。しかし、やってきたことなんかどうでもよくて、そのときの時間の使い方、興味関心やその分裂具合に着目してみてください。

つまり、あなたの躁鬱の波がうまく拡散されていた過去の時間こそが、躁鬱病と言われ、一度破綻したあなたが再構築すべき生活のモデルとなります。ラクになるための方法論はすでに存在しているんです。嬉しくないですか？　僕はとっても嬉しくなりました。

次回はそれをもとに、どのように僕が時間割を作っていったか、ということを話してみたいと思います。それではみなさん今日もよい一日をお過ごしください。

私の作り話におつきあいいただき、ありがとうございました。

その6 「自分とはなにか？」ではなく、「今なにがしたい？」と聞いてみる

さて、今日は時間割の話でしたね。さっそくはじめましょう。

まずは躁鬱の波がありつつも、そこまでひどくはなく、毎日を健康に過ごせていた日のことを思い出しましょう。

僕の場合、中学生くらいから波がひどくなったように感じます。高校生になると鬱っぽい気配も感じるようになった。しかし、小学生の頃は健康に過ごしていたように感じます。

みなさんはどうでしょうか。今は躁鬱の波にずいぶんと翻弄されているでしょうから、自分はずっと不幸だと感じている人もいるかもしれませんが、そんなことはないはずです。遡れるだけ遡ったら、きっとあります。

その6

「自分とはなにか?」ではなく、「今なにがしたい?」と聞いてみる

そこまで厳密に考える必要はありません。幸福である必要もありません。なんとなくでいいんです。要は、毎日同じ時間に起きて、ご飯を食べて、学校にも行けて、授業を受けて、放課後もなんとなく過ごして、家に帰ってきて、ご飯を食べて、風呂に入って、そしてなにも考えずに寝たという超平凡な生活を送れた日のことを思いだせれば十分です。テストの点数が悪かろうが関係ありません。友達がいなくても問題ないです。そんな日々がきっとあなたにもあります。

僕の場合は、なんとなくですが、小学5年生のある一日かなあと感じました。なんにも振り返ったり、顧みたりせずに、それなりに楽しく、一日がただ過ぎていきました。

たしかに、そんな一日があったんだと気づくと、やっぱり驚きます。今では、どうしても「今日はテンションが上がりすぎてるかな?　鬱にならないかな?」という思考が入ってきます。そして、多彩なことをして、できるだけ脳みそに気持ちいい風が入ってくるようにしたいなあとか考えてます。でも、その昔、11歳の頃、僕はそんなことを一つも考えず、周囲にあるものだけで、お金も使わずに、ラクに過ごせる時間を生み出していたんです。それを懐かしんだり、羨ましがるのではなく、こう考えましょう。「そのときの生活に戻せば、また同じようにラクに過ごせるはずだ」と。

ここでまたカンダバシの言葉を読んでみましょう。7段落目の17行目です。

「平穏と充実は両立します」

これを読んで僕はとても体がラクになりました。そして、やることがいろいろあって少し忙しく、でもそのおかげでいろんな人に会ったり、遠くへ出かけたり、これまでやったことがないことをしたり、知らない場所へ行ったり、飛行機に乗ったり、その合間に美味しいコーヒーを出すお店でゆっくり休んだり、本を読んだりしていたときの楽しい時間が、それを過ごしている自分の感触がちょっと戻ってきました。

そのあと続けてカンダバシが言っているように**「生活が充実してくると波は小さく」**なるというわけです。逆に生活が暇だったり、この時間になにをやると決まっていないと、波が激しくなるんです。

前章でも書いたように、躁鬱人にとって学校とは、この「充実した生活」が容易に実現していた大事な環境だったわけです。しかし、学校生活はだいたい誰かに用意されています。だから充実はしていても、そこまで記憶には残っていないはずです。

その6
「自分とはなにか?」ではなく、「今なにがしたい?」と聞いてみる

躁鬱人はやりたいことしかしたくありません。だから、学校では同時に窮屈も味わっていたはずなんです。しかし、そんな窮屈な環境であっても、細切れに時間が区切られ、いろいろやることがあって、なんだかちょっと充実しているという状態であれば、押し込まれることなく、波も穏やかになるんです。そして、今度は自分が窮屈を感じる要素はいっさい入れずに、全部自分がやりたいなと思うことだけで時間割を作り、それらをやりながら少しばかり汗をかいて充実するという生活を実践してみてほしいんです。

もうすでにやってみたくなってはいませんか? 僕もこのことに気づいたときに小躍りしました。しかも、不思議なことに僕が小学5年生のときに好きだったことが、この時間割作りだったんです。当時は「一日の計画」と書いて、円グラフを作ってました。そして、何時に起きて、なにをするか書き出していたんです。実はそのときすでに僕は自分で自分を操縦しようと試みていたことがわかります。

というわけで、僕が小学5年生だったときの一日の動きを実例として振り返ってみますね。

まず僕は朝6時頃起きてました。この頃から朝型人間でした。朝7時になると両親が起きてきて食事の準備などを始めるので、僕も彼らの動きに合わせる必要が出

てくるのですが、それだと落ち着かないので、両親が起きてくる前に一人で起きて、漫画を描くということをやってました。自分の机でまずやるのは勉強ではなく、学校でやることとは関係がない、自分がやりたいことでした。1時間それをやると、とても心地がよかったです。そのために前日の夜、机の上を片づけておくと、さらに心地よさがアップすることもそのとき、知りました。

朝7時になると、朝ご飯を食べます。朝ご飯は一日も欠かしたことがありません。そして、僕は食パンではなく、ご飯が好きでした。ご飯と卵焼きと海苔があればもう大満足でした。ご飯を食べ終わると、顔を洗って歯を磨きました。制服のある小学校だったので、制服に着替えてランドセルを背負って、集団登校で学校へ行きました。

学校では5時間授業でした。午前中3時間授業を受け、昼ご飯を食べ、昼休みを過ごし、掃除をして、午後2時間授業を受ける。その後、午後4時頃から日が暮れるまで野球部で練習をしました。弟と一緒に家に帰ってきて、汚いですからそのまま風呂に入って、夜ご飯を食べて、テレビを観て、夜10時頃寝てました。

学校の休み時間は、僕が作ったロールプレイングゲームで友達と遊んでました。漫画も描きました。ドッジボールも好きでした。野球部は楽しくはありましたが、実はあんまり興味がなく、野球ブームでみんなが野球部に入ったから僕も入ってい

その6

「自分とはなにか?」ではなく、「今なにがしたい?」と聞いてみる

ただけです。本当は絵を描いてれば幸せでした。家に帰ると、弟と僕が作った野球ボードゲームをして遊びました。そっちのほうが楽しかったし、上手かったです。

遊ぶ友達は家の近くに住んでいる友達1人、僕が作ったゲームを一緒にする友達4人、そして、女友達が3人いました。外で遊ぶよりも、女の子と昼休みに喋るだけで楽しかったんですが、女の子とイチャイチャしてると突っ込まれてしまうので、それだけではダメだと思い、ドッジボールをしてました。

宿題などは帰ってきたらささっと終わらせて、その後の自由時間を好きなことをして過ごすほうが好きでした。サンリオを模した文房具の勝手なブランドを作って、ビニール袋に入れて商品っぽくしたりしてました。漫画を読むよりも、漫画を描くことが好きでした。テレビなどをただ見てるよりも、自分でゲームを作ることが好きでした。ゲーム機も持ってましたが、特に上手くもなく、ハマることもなく、適当に遊んでは、自分だったらどんなゲームを作るのかを考えるほうが好きでした。

という平凡な一日を過ごしていたわけです。健康そのものでしたし、暇だなあと思うことはいっさいありませんでした。「自分とはなにか?」なんてことはもちろん考えません。それよりも「明日はなにがあるんだっけ?」と時間割を確認することのほうが多かった。

躁鬱人はとにかく「自分とはなにか？」と考えることがとても下手です。そうやって、自分に起きていることを言葉にして感じることがなかなかできないんです。それは躁鬱人の言語が、感覚だからだと言いましたよね。それなのに、躁鬱人がよく自分とはなにか？　と考えるのはなぜか。ズバリ退屈だからです。充実しているときは平穏です。心地いいと感じてます。そのときにはいっさい自分とはなにか？と考えません。平穏なときに考えていることは唯一「次になにをしようか？」ということだけです。

ゆっくり空いた時間を利用して、なにも考えずにしばらくぼーっとする、なんてことができません。ぼーっとしてみたいと思うかもしれませんが、それは無理です。ただ「次はぼーっとしてみよう」と決めると、ぼーっとした感じを出すことはできます。それでもぼーっとしていると「あ、これをしてみよう」とどうせ思いついてしまいます。ぼーっとするのはせいぜい5分か10分で、すぐに次のなにかにとりかかります。

カンダバシは**「生活を万華鏡のようにしてください」**とありがたいことを言ってくれてます。われわれ躁鬱人は、布団からすぐに出て、充実の世界へどんどん向かっていきましょう。そして「自分とはなにか？」と考え出したときにはちゃんと自分にツッコミを入れましょう。

「自分とはなにか?」

その答えは、「自分とは『次はなにがしたい?』としか考えない人」です。

われわれは躁鬱人であり、また別の名を日課族とも言います。潮が満ちて引き、それが毎日だいたい同じように繰り返すことを思い浮かべればイメージがしやすいと思います。つまり躁鬱人という言葉だけではわれわれを表すには完全ではなく、日課族というもう一つの顔を自覚してこそ、一匹の生き物として楽しく愉快に自立することができます。

日課族にとっての栄養は充実です。退屈は日課族にとっての死を意味します。僕たちは退屈したら本当に死にます。僕が小学5年生だった時は、つまり躁鬱人として、さらには日課族としても安定していたわけです。だからこそ破綻しなかった。

というわけで、僕の日課を作っていくことにしましょう。まず考えるのは、いや、われわれにもう「考える」ことは必要ないですよね。そうではなくただ「聞いて」ください。もちろん「なにがしたい?」と。それではやってみます。自分で聞いて自分で答えるんです。これはとても大事な技術ですので、練習の意味で皆さんもやってみてくださいね。ではいきますよ。

「充実したい？」

「うん」

「まず何時に起きたい？」

「小5のときは朝6時に起きて、超気持ちよかったから、6時でいいんだけど、朝の時間がむちゃくちゃ好きだからもっと早く起きたい」

「じゃあ朝の3時にする？」

「それだと早すぎるから嫌だ」

「4時でいいかな？」

「いい感じ」

「じゃあ4時起きにしよう。そうすると、躁鬱人日課族は睡眠時間が7時間と決まっているから必然的に夜9時に寝ることになるけど違和感ないかな？」

「うん、むしろ夜10時以降からはなんか『自分とはなにか？』って考えちゃうから消したいくらい。夜、本当に嫌いだから嬉しい」

「じゃ、夜9時に寝るのを日課にしよう」

「はい」

「朝4時に起きて何がしたい？」

「もちろんいちばんしたいことがしたいから、いちばんしたいのは小5のときは漫

その6
「自分とはなにか？」ではなく、「今なにがしたい？」と聞いてみる

画を描くことで、今は本を書くこと。だから本を書きたい」

「一日何枚書きたい？」

「10枚書いたら充実感を得られるから、10枚で」

「それは無理ないかな？　毎日できるかな」

「必死にやれば毎日20枚書けるけど、たぶん無理なんで、半分ということで10枚」

「それじゃ、大丈夫ですね。小5のときは朝8時から昼12時まで午前授業だったので、その時間を執筆に当てることにしましょう。朝4時から8時まで本を書く。ご飯をそのとき食べたい？」

「全然食べたくない。書く前は食べたくない。書いたあとに食べたくなるから食べたい」

「じゃあ休憩がてら、朝8時から9時まで朝ご飯の時間にします。次はなにをしたい？」

「書いたら満足するから、授業と授業の間みたいな休み時間がほしい」

「じゃあ、朝ご飯を食べたら、9時半まで30分間休み時間をとりましょう。次はなにがしたい？」

「編み物が好きだからセーター編みたい」

「どれくらい編みたい？」

「1時間じゃ少ないから1時間半編みたい」

「じゃあ11時までセーター編んでみて。次はなにがしたい？」

「休み時間！」

「じゃあまた30分休みましょう。11時半まで。次はなにがしたい？」

「順番はちょっと変わるけど昼休みのあとの掃除みたいに、部屋の掃除と洗い物をしたい。そうやって、空いた時間にチャチャッと掃除をすると決めておくと、部屋もきれいで心地いいし、すでに書いているから充実感あるけど、それをさらに増幅することができるから嬉しい」

「じゃあ、30分掃除と洗い物で。次はなにがしたい？」

「お昼ご飯を自分で作って食べたい。料理も写真撮って、作品みたいに記録をとりたい」

「いいですね。じゃあ12時から1時までお昼ご飯タイムで。次はなにがしたい？」

「昼休みがほしい。長めにほしい」

「ドッジボール？」

「いや、女の人と話す時間がほしい」

「仲がいい女の人がいるかな？」

「近くの橙書店にいつも原稿を読んでくれる久子さんという女性がいるから、その

その6
「自分とはなにか？」ではなく、「今なにがしたい？」と聞いてみる

人と長めに会って話したい。できるだけ毎日」

「じゃあ午後1時から3時までは橙書店に行って、久子さんと話すってことにしましょう。次はなにがしたい？」

「午後の授業みたいな感じで、別の仕事がしたい。僕は絵を描くのも仕事にしてるから、アトリエで絵を描きたい。電動ろくろも買ったので、陶芸もしたい」

「じゃあ午後の授業ということで、午後3時から4時半まで絵を描いて、その後、部活ということで午後4時半から6時まで陶芸部に入った感じでろくろを回すのはどうかな？」

「最高！　充実してる」

「それで次はなにがしたい？」

「もうたぶんそこで満足してるからあとの時間は小5のときとまったく同じ過ごし方がいい」

「じゃあ午後6時に家に帰って、なんか適当に遊んで7時から夜ご飯を食べて、8時にお風呂に入って、小5の時より早いけど夜9時に寝るってことでいいですか？」

「最高！」

「じゃこれで行きましょう。どれか一つでも違和感あったら変更しますが」

「違和感がない。やりたいことだけやれてる。嬉しい」
「よかったね」

ということで、僕はこんな日課になりました。

坂口恭平の日課

AM4：00　起床　すぐ原稿を書き始める（4000字）
AM8：00　朝ご飯
AM9：00　休み時間
AM9：30　セーターを編む
AM11：00　休み時間
AM11：30　掃除、洗い物
AM12：00　昼ご飯
PM1：00　昼休み　橙書店に行って久子さんと話す
PM3：00　アトリエへ　絵を描く
PM4：30　陶芸
PM6：00　帰宅　自由時間

PM7:00　夜ご飯
PM8:00　風呂
PM9:00　就寝

さて、あなたも自分で自分に「自分とはなにか?」なんてことはいっさい聞かずに「次はなにしたい?」と聞いてみながら、実際にそれぞれの日課を書き出してみましょう。それが終わったら、次に進みます。

というわけで、今日のお話を終わりますが、日課を作ることを宿題とします。みなさんおつかれさまでした。ゆっくり休んでくださいね。

鬱の奥義・一の巻

その7

鬱のときに「好奇心がない」と嘆く理由

さて、これまでは「鬱状態にならないためにはどうすればいいか」ということを考えてきました。しかし、われわれは躁鬱人です。どんなに避けようといろんな対策を立てたとしても、躁鬱の波は止まらず、常に移ろっています。それでも、これまでの躁鬱作法を楽しく取り入れていけば、かならずやあなたの波は窮屈なところに押し込まれることなく、穏やかさを覚えていくことでしょう。

われわれ躁鬱人は、躁状態は素晴らしい、そして鬱状態こそ忌避すべきものだ、と考えています。しかし、残念なことに、周りの非躁鬱人たちからはむしろあのわれわれが大好きな躁状態こそ、迷惑だなあと思われてます。

これまた残念なことですが、ただの酔っ払いだとしか思われていません。たしかに声は大きいですし、何時だろうが気にせず電話をかけてきては唐突にひらめいたことを話し始めます。

しかも、われわれ躁鬱人は生粋の自己中心的な人間でもありますから、こんな時間に電話したら迷惑かな？　という思考回路はもともとありません。そんなわけで躁状態に入ったときの躁鬱人は周囲の非躁鬱人にとって、いや周囲の躁鬱人にとってもちょっと困った存在になります。

もちろん危機的状況、緊急事態下では、そのような突飛な恐怖心ゼロの勇敢な行動が功を奏することもあると思いますし、実際に躁鬱人が危機的状況においてかなりの能力を発揮することは、これまでの躁鬱人たちが成し遂げてきた偉業を見ることでわかります。しかし大半の平時では、われわれ躁鬱人の躁状態というものは避けられる運命にあります。酔っ払いの妄言に付き合う人などいません。

その7
鬱の奥義・一の巻／鬱のときに「好奇心がない」と嘆く理由

というわけで周囲の人には躁状態はとても嫌がられますが、一方、鬱状態はそうでもありません。なぜなら、ほっとくと唐突になにかを思いつき、電話をかけ、お金を集めたり、人に声をかけまくったりしてた人が、鬱状態になると「そんな僕はダメな人間だ。もうダメだ。自信がない。僕みたいな人間は外に出て人に会わせる顔がない。部屋に閉じこもっているべきだ。いや、なんならいなくなったほうがいい」とここでも躁鬱人は「過剰」です。過剰に落ち込みます。しかし、鬱状態では一歩引いて自分を見る、なんてことがまったくできません。そのおかげで、自信もありませんから、声は小さいし（あのバカみたいに声が大きかったわれわれがですよ！）、外にも出ないし、お金も使わないし（むしろ、僕はこのままでは貧しくなるのではないか、路上で暮らすことになる、将来かならず無一文になる、とまで考えてしまいます）、家で怯える小動物みたいに小さく丸まっているので、実際、周囲の非躁鬱人はホッと安心してます。われわれが絶対に忌避すべきものだと思い、実際に鬱になったら毎日死にたくなってしまっている横で、実は非躁鬱人は「おとなしくなってよかった」と思って胸をなで下ろしてます。

もちろん、鬱状態で苦しむ姿を見ると、かわいそうだとは思ってくれてるのでしょうが、それでもやっぱり躁状態のときを考えると「なにはともあれ、静かになったから安心だ」と思っているようです。これは僕の周囲の非躁鬱人たちにインタビューを試みた際に、全員が言っていました。

それを聞いて僕は正直驚いてしまいました。なぜならそんなふうに「鬱になったことで周囲が安心している」とはまったく想像していなかったからです。

おそらくみなさんもそうなのではないでしょうか。非躁鬱人は鬱状態の躁鬱人を見て、ただ心配だけしているわけではないんです。同時に、おとなしくなってホッとしてます。そういう周囲とのギャップを把握していないと、あなたが鬱状態で苦しんでいるときに周囲の人たちがまったく心配していないように感じてしまいます。そのことがきっかけとなり、鬱状態の焦りも手伝って「もっと自分のことを心配しろ」と怒ってしまうこともあります。

ここはひとつ悲しいお知らせではありますが、もう一度確認しておきましょう。

鬱の奥義その1

「躁鬱人が鬱状態で苦しんでいる横で、非躁鬱人は躁鬱人がおとなしくなって、とりあえずホッとしている」

このことを知っていると、自分は死にそうになっているのに、周囲がまったく焦っていないというこの極端な温度差にやられすぎなくなるはずですので、覚えておいてくださいね。

この極端な温度差が、孤独感を強めていきます。実際には家族が一緒にいて、孤独ではないはずなのに、鬱状態ではこれまで調子のよかった躁鬱人が感じてた「ああ〜、心地いい」くらいの頻度で今度は「あ、孤独だ」と感じてしまいます。

鬱の奥義その2
「孤独を感じたときは常に鬱状態である。つまり、孤独だから鬱状態になったのではなく、鬱状態だから孤独を感じるのだ」

エネルギー保存の法則のように、形態を変えたり、移動はしても、あなた自身のエネルギーは変わりません。つまり、躁状態のときにより高く天上まで登った人は、誰よりも深い鬱の沼の底にハマっていきます。恐ろしいことではありますが、これは僕の経験からいっても事実です。しかし、前もって対策することはできません。躁状態のときには鬱状態の記憶が、鬱状態のときには躁状態の記憶が、それぞれ完全に見えなくなるくらい小さく変貌してしまうからです。

これは前に記憶について講義をしたときにもお話ししましたが、もう一度。躁鬱人はとにかく忘れます。そして、矛盾してますがとにかくなんでも覚えてます。そんなわけで、僕はこれからも前に言ったことを何度も繰り返すつもりです。何度繰り返しても忘れますから。しかも再度確認すると、すぐに思い出していい動きをします。それがわれわれ躁鬱人です。

鬱状態になると、これまでの元気だったときとはまるで状況が変わってしまいます。もちろんそんなこと躁鬱人であれば知らない人はいませんよね。しかしもし今、あなたが躁に近い状態であれば、この章はまったく読まなくてもいいです。なぜかって、おそらく読んだとしても、ほとんどなにも感じないからです。

「鬱状態ねえ、ま、やっぱりきついよねえ、でもさ、やまない雨はないっていうくらいでさ、すぐに元気になるから、元気ないのは今だけだよ、たーだ寝てればいいって、すぐ、俺天才だ、すべてを変えるってなる、なる。寝とき〜！」

こんなふうに鬱の自分に声をかけると思います。なぜかというと、鬱の苦しい状態自体は、そのときの映像の記憶は残っているかもしれませんが、何度も言うように鬱のときの感覚の記憶は完全になくなってしまっているからです。

鬱の苦しみは、調子がいい自分にうまく伝達することができません。というか、むしろ伝達できないからこそ、反省することなく、次もおもいきって大胆な行動ができるわけです。

つまり、躁と鬱のそれぞれの時間の記憶を共有することができないという状態は、われわれ躁鬱人の大きな特徴です。だからこそ力が発揮できているのかもしれません。このような感覚記憶喪失状態を繰り返すなんてことは、もちろん非躁鬱人にはできません。しかも、躁鬱人が躁と鬱それぞれの時間で記憶喪失にあっていることは、よっぽど注意深く確認しないと自分自身ですらなかなか理解することができないのです。

鬱の奥義その3

「鬱のときは反省禁止。その反省も躁状態ではすべて忘れてしまい、今後の人生にいっさい反映されないため、反省するだけソン」

もうおわかりだと思いますが、どれだけ鬱のときに反省したところで、躁状態のあなたにはなに一つ伝達されないのです。でも、そんな自分はダメと考えるのはやめておきましょう。

これまで僕が話してきたことからわかると思うんですが、つまり、あなたが今、心の中で思っていることを、僕がすっかり言葉にしてみましょうか。それはこういうことです。

「えっ、なんで私のこと知っているの？」

この講義を聞いていく中で何度か、もしくはかなり頻繁に「自分が感じていたことがなぜか言葉になっている」と感じた方がいると思います。というか、ここまで講義についてこられているあなたは、おそらくそう感じているはずです。

なぜかわかりますか？　もうわかっている人もいるでしょう。そうです。

鬱の奥義その4
「あなたが嫌だと思っているあなたの状態は、あなたの性格ではない。すべての鬱状態の躁鬱人に共通の特徴である」

ここは重要です。暗唱できるように頭の中に完全に入れておいてください。

僕が書いていることは「多くの躁鬱人に当てはまること」なのです。ただ、たとえ完全に記憶したとしても、かならず忘れます。これも「忘れっぽい性格」でもなんでもありません。忘れるように躁鬱人の体にセットされているからです。

あなたに非はありません。これはあなただけのことではないのです。

もちろん純血の躁鬱人だという人は少なく、みんなどこかしら非躁鬱人との混血です。なので、程度の差はあります。でも、あなたが躁鬱人であるなら、きっと僕がこの講義で話していることのほとんどを、「えっ、なんで私の心の中がわかるの？」と思っているはずです。

僕は故意にそう感じるように話してます。なぜならその驚きがそのままあなたをラクにすることを知っているからです。

あなたが嫌いなあなたのその特徴は、一生治らない性格でもなんでもなく、ただの躁鬱人特有の癖なんです。すべての躁鬱人に当てはまるものであって、あなただけの問題ではないんです。しかも、躁鬱人としての生き方の術を身につけたなら、どんどん心地よく改善されていきますし、最終的にはほとんど見えないくらいになります。もしくはあなたの短所はすべて長所になります。

まあ、最終的な状態がどんなものかをお話しするのはまだ早いでしょうから、短所がすべて長所になるってことはまだ頭の片隅にちょこんと置いておくくらいにしといてください。その前に知るべきことがまだたくさんあります。

どれもあなたをただラクにさせるものですから、楽しみに待っていてください。

鬱状態になると、頭の回転が躁状態のときとまるで変わってしまいます。多くの躁鬱人は「鬱になると頭の回転が鈍くなる」と感じてます。なおかつそれが「自分の本来の姿だ」と感じてます。文字を読むのも困難になります。しかし、これは厳密に言うと、文字を読めなくなるわけじゃないんですけどね。だって、カンダバシのテキストだったら水を飲むように読めるはずです。

つまり、読みたいものしか頭に入らない状態になるんです。僕が今話していることの意味はわかるでしょう？　つまり、あなたがじくじく一人で悩んできたことは、僕にも身に覚えがあるんです。そうでないと、こんなことは書けません。

鬱の奥義その5
「鬱状態だから頭の回転が鈍くなるのではなく、ただ興味のないことを頭に入れようとは思わないだけだ。むしろ興味があることだけが、頭に入るようになっている」

躁状態のあなたはなんでもかんでも、それこそ、そんなの必要ないでしょと思われるようなものですら、頭の中に吸収していきます。それは無駄なエネルギーといっても過言ではありません。しかし躁状態のあなたにとっては、壮大な無駄こそが大きな財産だと感じられるのです。

しかし今、鬱状態にあるあなたは、逆になにも頭に入らない。それは自分が劣化したからだ、という思考回路は修繕する必要があります。そうではないのです。なんでもよかった躁状態とは違い、今は本当に自分に必要なものだけに興味を持ちたいという状態なのです。

それなのに、われわれ躁鬱人は、つい鬱のときの自分を評してこう言います。
「僕は好奇心がなく、なんにも興味を持てず、前向きになれない。好きなものもない。どうしようもないクズだ」

ロボットじゃないかってくらい、みんな同じことを言います。僕自身もそうです。僕の非躁鬱人の親友にカズちゃんという女の子がいて、僕にとっては鬱のときでも一緒にご飯を食べにいける唯一の非躁鬱人なのですが、彼女に鬱のときそんなふうに考えてしまうと告白したんですね。すると、カズちゃんは言いました。

「強い好奇心を持っていろんなことに取り組むって状態は、私は年に一回くればいいくらいかもしれません。あなたは鬱状態であっても躁鬱人に関しては、とてつもない興味を持っているように見えますよ」

それを聞いて、僕はハッとしました。実は鬱状態にあるとき、われわれはすべての好奇心を「躁鬱人とはなにか？」という問いの探求に注いでいるのではないか。これは大発見です。カズちゃんのおかげですが。

これはとても大事なことですので、もう一度、口に出して言いましょう。

鬱の奥義その6

「鬱状態のとき、好奇心がなくなったとかならず嘆く。しかし、実は持てるすべての好奇心を『躁鬱人とはなにか？』という問いの探求に注いでしまっているため、他に充てる十分な好奇心が不足しているだけである」

その7

鬱の奥義・一の巻／鬱のときに「好奇心がない」と嘆く理由

びっくりしませんでしたか？　僕はびっくりしました。

しかも、そのことを知らなかったわけではありませんでした。たしかに自分が「躁鬱人とはなにか？」という問いに心血を注いでいることは知っていたんです。知っていましたが、それは今まで「躁鬱病」という病気で、あんまり人に言えない悩みだったし、自分の性格だったたし、そういうどうしようもないやつだから、こんなじくじくして、いじいじ悩んで、どうしたらいいのか、こんな病気を抱えている僕は死んだほうがましだ、と考えてしまってました。

つまり「一人で抱える悩み」になってしまっていたんです。

みなさん、その考え方とは今日かぎりでお別れです。気づかせてくれたカズちゃんにお礼を言いましょう。そうです。好奇心はなくなってないんです。むしろカズちゃんの言うとおり、ある一点にだけ好奇心が集中しちゃっているんです。それは躁鬱病の自分の性格に対するくよくよとした悩みなんかではなくて、「躁鬱人とはなにか？」という世界に６０００万人いると言われている全躁鬱人に向けての哲学的態度だったわけです。

これはすごいことですよ。つまり鬱状態のとき、躁鬱人は寝る暇も惜しんで24時間「躁鬱人とはなにか？」を考え続けているんです。それ自体はきっと悪いことではないはずです。あんなに自己中心的だったあなたが、鬱になった今、全躁鬱人に向けて考えているんですから。

これまで講義を受けてきたあなたなら、もしかして鬱の時間は非常に「いい時間」なのではないかとすら思ってしまったかもしれません。

鬱状態のとき、躁鬱人は自己中心的状態を抜け出し哲学に向かうのです。

素晴らしいことじゃないですか。しかし、躁鬱人としてやってはいけないことが一つだけあります。なにかわかりますか？　すぐ答えがわかった人は、躁鬱人としての自覚がかなりついてきたと言えるでしょう。答えはこうです。


「一つのことに集中しすぎると、窮屈になって鬱になる」


答えを知れば、すぐに思い出したでしょう？　問題といえばそれだけです。あとは素晴らしい時間です。自己中心的態度から脱却できてますので、むしろむちゃくちゃいい人になってます。周囲の非躁鬱人たちがほっとするのも少し理解ができるかもしれません。

躁鬱人とはなにか？　という哲学的命題にすべての好奇心を注ぎ込みすぎているため、窮屈になっている。これは鬱状態の躁鬱人の一つの側面です。躁鬱人は多彩な風が頭に吹き込んでいることが必要条件です。そのことがベースにないと窮屈な生活から抜け出すことができません。

というわけで、一つに固まっている好奇心を解いていくことにしましょう。どうやって解くか？　それはすなわち、鬱状態のときにどう過ごせばいいのかってことにつながります。

長くなってしまいましたので、続きはまた明日「鬱の奥義・二の巻」でお伝えすることにします。今日のところはまず、「あなたのすべての好奇心が躁鬱人とはなにかという探求に注ぎ込まれすぎている」ということを頭に入れてください。

あなたがひどい鬱状態にあるとしても、きっとこの文章は読めるはずです。それはもちろん……あなたが「躁鬱人とはなにか？」ということを考えているからです。

あなたは、あなた自身だけのことでくよくよ悩んでいるわけではなかったのです。

その8

心臓と肺だけがあなたをラクにする

鬱の奥義・二の巻

鬱状態になったときにどうやって一日を過ごすかは、躁鬱人の永遠のテーマです。僕が調べたかぎりでは、「鬱のときの過ごし方」について書いてある本はおそらく一冊もありません。このことに関してはまだ誰にも解明されていないし、研究自体もほとんど進んでいません。しかし、躁鬱人がなによりも知りたいのは、このことなのです。

というわけで、今日は「鬱のときの過ごし方」について徹底的に考えてみることにしましょう。僕もまだ最適解が見つかっているわけではないです。今、僕は鬱ではありません。だから呑気に書いてますが、鬱になったら、とんでもない絶望の渦に飲み込まれて、僕も書くどころではなくなるし、部屋に一人でこもり、そして、自分自身を際限なく責めてしまいます。慰めも効かず、自分でどうにか立て直そうとしますが、自動的に思考回路が常に悪いほうへ辛いほうへとばかり向いていくのですぐに心が折れてしまい、その結果、自己否定が止まらなくなってしまいます。

まずはカンダバシの言葉を読んでいくことにしましょう。ようやく1段落目が終わり、2段落目に入ります。最初の行から。

「不自由な状況に対して、『しっかりしなければ』と耐えていると、躁鬱の波が大きくなります」

われわれ躁鬱人は、完全に鬱になる前にカンダバシが指摘するように「しっかりしなければ」と考え始めてしまってます。もしくは「きちんとしなければ」という言葉を使う人もいるでしょう。ちゃんとしないと、とか、真剣に取り組まないと、とか、物事の深刻さを理解しないと、とか、ときどきできもしないのに誰から教わったのか、突如顧みようとする、例のアレです。

鬱になる前にプレ鬱の状態があります。その兆候は「ちゃんときちんと語」を話しているかどうかを確認すればすぐに把握できます。

「ちゃんときちんと語」は躁鬱人の公用語ではありません。言うまでもなく、われわれ躁鬱人の公用語は「のびのび語」です。

僕の生活をもとにした例文を作ってみましょう。例えば僕のところにある本の書評の依頼がきたとします。僕が尊敬する作家の本です。依頼はある新聞社からで、日曜日に掲載されている本特集のページで、その本についての書評を８００字で書いてほしいという依頼です。

まずはいつも楽しい躁状態、軽躁状態のときにどう感じているかをのびのび語で言葉にしてみます。

〈例文１〉のびのび語

会ったことはないけど尊敬しているあの人の書評の依頼がきた。しかもあの新聞社だ。日曜版だからドーンと掲載されるはずだ。もしかしたら俺の顔写真も掲載されるのかも！　なんの賞ももらってないけど、在野でかっ飛ばしてる俺こそが作家の中の作家だし、だからこそあの新聞社は依頼しているわけで、本当によいものをよいと言えるこの新聞社はすばらしい。書評を依頼された本自体はまだ読んだことないけど、というかそもそもあの作家の本は尊敬するといいながら一冊も読んだことはない。でもあの人の書いている文字から漏れてくる感覚っていうのかな、それ

その8

鬱の奥義・二の巻／心臓と肺だけがあなたをラクにする

が好きだからそれでよい。本なんか読めなくても問題ない。むしろ本が読めないのに本を書いている俺やばい。誰もわかってないけどたぶん俺マジですごい。で、それを理解してる新聞社もやばい。だから俺は今回、本を読まずに書評するつもりだ。それでもできちゃう。パッと本を開いて、目に入ったところから一冊の本が書けるくらい書評書ける。で、もう書いちゃった。８００字っていうお願いだったけど、もちろん常に枠ははみ出していこうの精神で１万２０００字書いちゃった。で速攻でメールを送って、真夜中だったけど、感想が聞きたくてすぐ電話した。

とにかく元気ですね。そして自信満々。本が読めないことが長所にすらなっています。そっちに寄せるのではなく、こっちに寄せる。どうにか自分の土俵で好きに生きていこうとします。だから書評の依頼なのに、本は読みません。自分がどう感じているかを、本を超越して、それでも自分はその本の本質を見抜けると確信してしまってます。

そして実際に、締め切りよりずいぶん早く大量の原稿を書いて送ることができます。８００字の枠では足りない。しかし、新聞社のデスクがこれを読んで感動し一面使って掲載することになる、ということも稀に起きます。でもたいていは周りが困ってしまって、書き直しさせられるハメになる。そうするとプレ鬱状態が始まっていくのです。

では、これが「ちゃんときちんと語」になるとどうなるかを見ていきましょう。

〈例文2〉ちゃんときちんと語

書評がきた。いや、きてしまった。できるわけがない。しかも書評する本はあの人が書いた新作。まずその本を読んだこともない。そして読める自信もない。でも、なんで書評の仕事がくるのか。躁状態のときに、読んだこともないのに、あの作家のことを「俺はこんなふうに読み込んだ」と言って、パッと開いてたった3行くらい読んで思いついたことを適当に書いちゃったからだ。あれを記者がツイッターで読んで、それで依頼してきたっぽい。実はあの人の本は読んだことがない。それがバレてしまうんじゃないか。新聞社の書評だからきちんとしなくちゃいけない。本は読まないといけない。新作だけでなく過去作も読み込まないと書いてはいけない。そうやってちゃんと読書できる人間だけが書評委員になるべきで、僕みたいな作家といいながらもただ躁状態のときに思いつきで書くだけのニワカ作家にはできない。僕は本を読める人が羨ましい。そうなりたい。読書できないことを躁状態の自分はむしろ自慢するが、あいつを叩きのめしたい。本当に傲慢だ。僕にはできない。書評も書けない。仕事しないとこれからどんどん金がなくなっていくと思うけど、それでも書けないから断りたい。でも、断るメールを書くのもしんどい。締め切りは近い。きちんと読書もできないのに、読み込まないといけない。仕事しないといけない。眠いけど寝てる場合じゃない。とにかく仕事をしなくてはいけない。でもできるわけがないし、本当に僕はどうしようもない。嘘をついている。本を書くんだから、本が読めるんだ、読めなくても本質を理解することができると嘘をついて、そう見せかけている。そうではなくなりたい。ちゃんと生きたい。真面目に生きたい。きちんと本を読んで、あたりさわりないかもしれないが、これが新聞社の書評だ、と思われるようなものを、知識人も唸るようなものを書き上げなくてはいけない。しかし、それができないので、今回の仕事は断ることにしたいが、それもできない。書いてみたが100字くらいしか書けなかった。僕はもう終わりだ。書けないのに書けないと伝えることもできない。ちゃんとしなくちゃいけない。作家ならきちんと作家らしくしないといけない。つまり本が読めないといけない。書けないなら死んだほうがマシだ。僕はつまらない退屈な人間で、才能がないからマジで死んだほうがいい。書評どころではないが、断りのメールを書く勇気もないから死んだほうがいい。

僕の場合、躁状態と鬱状態でこれくらい違います。

躁状態であれば、まあいいんですが、といっても問題はあるんですよ。なんせ本を読まずに書評を本当に書いちゃいますから。そして、そんな俺が最高ってところまで行きます。でも文章はキレッキレなので企画通っちゃいます。熱量がちゃんとあれば８００字じゃなく新聞記事3段分くらいは平気で勝ちとったりします。

それが躁じゃなくなり、真ん中くらい、もしくはそれより下になっていくと、少しずつ「真面目にやらなくちゃ、ちゃんとやらないといけない」というモードになっていきます。このプレ鬱のときには、まだそれまでの躁状態がやりこなしてきた余韻が残ってるので、いろんな仕事が舞い込んではくるんですね。しかし実際にはプレ鬱に入ってきている。するど、微妙などっちつかずの状態になっている躁鬱人は「しっかりしないと」と考えてしまい、本当は横になって寝ていたい、もしくは自信がないので断りたい、と思っているのに、その本音が言えなくなっていきます。そしてメールの返事などは遅くなります。躁状態のときはあんなに早かったのに、です。

こうなると「我慢」しはじめます。あの「わがまま」な躁鬱人が、です。「ちゃんときちんと語」を使うようになると、自然と我慢するようになります。わがままでいることが悪になります。自分が常に人より劣っているような感覚になるので、自分らしさが出せなくなります。長所だと思っていたところがすべて短所であると誤認識が始まります。
カンダバシはこう言ってます。

「（躁鬱病は）体質ですから、季節や天候（季節のサイクルや台風など）、お産や生理、そして人間関係のストレスで悪くなります。特に自分らしさや自分の長所が失われたときが要注意です」

まずカンダバシが躁鬱病は病気というよりも一種の体質だと冒頭に言ったことを思い出しましょう。これはわれわれ躁鬱人にとって都合がいいといいますか、福音のような言葉ですので、忘れることはないですよね。そして体質、つまりは体の特徴ですから、体の変化によって日々変動するんです。ここも重要です。

まず心よりも体に注目しましょう。なぜなら心は確認することが難しいです。もちろん心も体の一部分ですが、なんせ正確な観察が難しいのであんまりやっているとこんがらがってきます。ですので躁鬱人は心をほうっておきましょう。苦手なんです。自分の精神状態を推し量ることが。それも知っておくといいですよ。

ずっと心の中を推し量ろうとしてきたんでしょうが、うまくいかなかったはずです。なぜなら苦手だからです。人の気持ちをうまく汲みとれないように、われわれ躁鬱人は自分の気持ちですらうまく汲みとれません。

なぜなら毎度、観察態度が変わってしまうからです。定点観測が不可能なんですね。だから汲みとれないだけです。あなたは人の気持ちがわからないわけではないんです。人の気持ちをわかろうとするあなたが常に変動しているので、そのつど変わるというだけなんです。

自分に対しても同じです。のびのび語を話すときもあれば、ちゃんときちんと語を話すときもある。気分によって使う言葉まで変わってしまいます。だから観察はできないと知りましょう。苦手だと知り、**苦手なことはいっさいしない**ということが躁鬱人にとってなによりも大事な態度です。

「苦手なことでも克服できるようにならないといけない」という「ちゃんときちんと語」が生み出した考え方は、鬱状態をこじらせることしかしませんので、ただ健康に悪いということを頭に入れておいてください。健康に悪いことを鬱状態にするのはやめましょう。せめて躁状態のときにしてください。

もちろん躁状態になったらなったで、ちゃんときちんとしようなどとはいっさい思いませんので、苦手なことからは自然とさっさと逃げるようになります。だから苦手なことは延々と克服されないんです。もう諦めて、さっさと次に進みましょう。

その8

鬱の奥義・二の巻／心臓と肺だけがあなたをラクにする

「苦手なことはいっさいやらない」
「克服という概念を捨て去る」
「できないものができるようになる、よりも、できることがもっともっとできるようになってむちゃくちゃ褒められるほうがいい」
こんな感じでいきましょう。

心は観察することができない。では鬱状態の予兆を感じるにはなにを観察すればいいんでしょうか。容易に観察できて、しかも自分の思いどおりになるものが必要なんです。

まず脳はどうでしょうか？　やっぱり心と同じようにコントロールできませんよね。鬱状態のあなたはよく知っているはずです。自分のことをそこまで否定しなくてもいいのに、止められないじゃないですか。脳の動きはいくらでもコントロールできそうなのに、いっさいできないんですよね。考えないようにしようと思っても逆にもっと考えてしまいます。厄介な器官です。骨もコントロールできません、胃も大腸も小腸もコントロールできません。筋肉も無理です。神経ももちろん無理です。

僕たち人間が外部から容易に観察できる方法を思い浮かべてみましょう。胸に聴診器をあて、心音と心拍、呼吸の音を確認してます。つまり、心臓と肺です。この二つは観察することができます。躁鬱人の気分がどんなに変化しても、定点観測することができます。しかも観察できるだけでなく、心臓は横になるとラクにすることができます。呼吸は止めることも深呼吸することもできます。つまり、心臓と肺だけは、われわれが自分で処置することができます。

ということで、自分の体、体質を推し量る最適な方法は、心臓と肺を観察し自ら処置するということです。これはとっても大事なことだから頭に入れておいてくださいね。しかも、躁鬱人にたびたび訪れる自信のなさとか自己否定の感情をなんとかしなくちゃいけないと思うとどうにもできなくて疲れてしまいますが、心臓と肺に注目して優しくしよう、だったら、誰にでもできるじゃないですか。

僕は娘と息子が死ぬのが怖いという状態になったときには、深呼吸の方法を教えてます。横になって心臓を落ち着かせて、吸うのを極力減らして、ゆっくり吐く量を増やすように伝えます。それは子供でもできます。そしていちばん効果があります。

心の悩みだと思われるものを治癒することが、このように心臓と肺の動きを調整することによって可能になるんです。というか、心臓と肺にしかできません。どれだけ頭や言葉であなたの躁鬱の体質をコントロールしようと思ってもできません。

苦手なことはしないようにしましょう。「できることをもっとできるようにする」ことが重要です。**心臓と肺だけがあなたをラクにすることができます**から、それをもっとできるようにしましょう。

躁鬱人が躁状態から鬱状態に移行していくとき、「のびのび語」から「ちゃんときちんと語」に言葉が変化していきます。まずそのことに気づいたら、プレ鬱に移行しているサインになります。そこで体の観察を始めましょう。

僕の経験ですが、鬱になる前にはかならず疲れてます。「窮屈」によって躁鬱人の動きが縛られていくと、さらに無理に躁状態で動こうとしてしまい「疲れ」てしまうわけですね。

「窮屈」から抜け出す方法については、これまでの章でずっと書いてきましたが、次は「疲れ」への対策が必要になるわけです。そして、疲れへの唯一の、かついちばん効果のある対策が「心臓と肺の観察・処置」なわけです。

それでは実際にどうやって観察・処置を行うのかを説明していきましょう。

まず、仁王立ちして立ってみてください。躁鬱人は百人いたら百人、体に力が入りまくってます。力を抜いてくださいと言っても抜くことができませんので、ここはイチローの打席に立ったときのリラックス法を活用してみましょう。肩の力ではなく、膝をガクッと折って、膝の力を抜いてみてください。がくんと体が沈んで肩の力まで抜けていくのが実感できると思います。力抜いたらラクになったでしょ？

それくらいぐっと力を入れて躁鬱人は生きてます。ただ生きているだけで疲れてます、実は。

もちろんこれは全部僕の予測ですよ。間違っても医学的証拠はありません。そんなことはどうでもいいんです。そんなこと言ったら、躁鬱病ってものがなにかという医学的証拠だってないんですから。とにかく心臓と肺を観察するしかわれわれにはできないんです。

力を抜いた瞬間、心臓と肺、胸のあたりが、ラクになるのが確認できますかね？これは何度かやればわかると思います。もしくはちょっと意識すればすぐにわかるはずです。心臓と肺あたりに意識を集中して、また膝の力を抜いてみてください。

どうですか？　わかりましたか？

つまり、力を抜くと、まず心臓と肺は喜ぶってことです。それでもまだ力が入ってます。どうしてかというと、それは立っているからです。

躁鬱人は常に立って動きたがります。躁状態では寝ていることは退屈ないちばん忌避すべきことになります。興奮して眠れませんし、眠りたくないんです。そのため一日のほぼすべてを立って過ごします。

ここで筋肉がどうやって動いているかを考えると、血管を通して、肺で取り込まれた酸素が心臓から送り込まれた血液に載って運搬されているからです。立っていると、ずっと体の筋肉は休めません。心臓と肺ももちろん休めません。24時間オープンのコンビニになってます。鬱状態とはそんな眠らない都市に侵入してきて都市の機能を眠らせるウイルスのような役目を果たしてます。

では、自粛要請を出してみますね。自粛要請って言葉はおかしいんですが、われわれは自粛要請を自らの体には出すことができます。

どうすればいいか？　これも簡単です。

ただ横になればいいんです。そうすることで、足の先まで必死に血液を送り、さらに戻って来させる必要がありません。横になれば全身の高さが同じになるので、重力に逆らって血液を送り込む必要がなくなり、心臓の負担が格段に減るんですね。

ということで、次に横になってみましょう。そして、あなたの得意な感受性でもって、どう変化したかを感じ取ってみてください。

躁鬱人はイメージするのが得意です。必死に東京タワーの上から下まで階段で上り下りしながら荷物を運んでいた労働者のイメージ、それが横になると、大きな平屋の家になるわけです。荷物を運ぶのがラクなのはどちらか、すぐわかるでしょ。

横になるとき、そのイメージをしていてください。より際立って心臓と肺のラクになるっぷりが感じられます。心臓が温泉に浸かったときみたいに「プハー」とか言いながら、力を抜いてラクになるのがわかります。

さて、あなたも体験してみてください。躁鬱人は**体験こそ命です**。体験が好きですし、こうやってまた一つ知らないことを知ると、それだけで鬱がラクになります。**知らなかったことを知るだけで、治療になっている**んですね。

どうですか？　なんで今まで立っていたんだろうと思うくらいラクになりませんでしたか？　これが観察と処置の重要な例です。

今、あなたはラクになってます。ラクになった理由は横になったからです。ただ、膝の力を抜くだけでもラクになりましたよね。躁鬱人たちは幼い頃によく、わざとこけてみんなをびっくりさせてしまったりしますが、あれも膝の力を抜く、そして横になる、という行為を自然とやっているわけです。自然治癒力を自ら試そうとしていたわけです。

これが躁鬱人の神秘です。久々に思い出して、ふざけてこけて床に伏せてみましょう。

力を入れて立ったときと横になったときとを比べてどれくらいラクになったのか

を観察してみてください。どうですか？　そしてこう聞いてください。

「ねえねえ、**あなたは今、立っていたい？　横になっていたい？**」

もしもまだ立っていたい、という答えならその人は躁状態が続いていることを表してます。脳内麻薬も出てますし、寝ていても落ち着かないでしょうから、どうぞ外に出て好きに暴れてきてください。どうせ止めても止まりません。好きにやるしかないのです。どうぞ好きにやってください。でも、ときどきはふざけてこけてください。

もし、あなたがもっと横になっていたい、と答えたならば、あなたは疲れている可能性があります。たとえ気分は悪くはなくても、疲れてます。

これがとても大事なポイントで、疲れに前もって気づいてあげて適切な処置をすれば、鬱になる前に平穏になれます。しかも鬱であっても、力を抜くと、力が入っている状態よりもラクになります。

寝ながら、さらに力を抜く方法があります。今は仰向けに寝てますよね？　そのまま両手、両足を広げてみてください。そのときにどう変化するかイメージしてみてください。そうすると、どういう体勢がいちばんラクかがわかります。僕は両手両足を思い切り、広げていたほうがラクです。しかし、これは人によって違うようです。人によって当然、心臓と肺は違いますから、あなたの心臓と肺がいちばんラクな横になった姿勢を見つけてみてください。僕の場合は仰向けよりもうつ伏せの方がラクになるときもあります。仰向けでも、腰の下にタオルを棒状に丸めたものを入れて、腰だけ少し高くしたほうがラクな場合もあります。

そして、常にやる前とやった後の気持ちの変化、心臓の負担具合の変化、ラクになったかどうかを確認してみてください。このビフォーアフターを常に観察することが、そのまま治療になります。これも「新しくなにかを知る」という躁鬱人の好物だからです。

どうですか、なんだか楽しくないですか？　こんなに簡単に自分の医者になれるんだと知ると嬉しくないですか？

はっきり言います。躁鬱人とは実は「医」の人なのです。今、あなたは自分を治すという行為を通じて、みんなを治す医人になるための講習会に参加しているようなものなんです。それもまたイメージしてみてください。

あなたは医者なんですなんて言われたら、躁鬱人は嬉しくなってしまいます。嬉しくなるのを僕は知っているからこう言っているだけです。つまり、嬉しくさせることで治そうとしているのです。面白いでしょ。もしも面白いと思ったのであれば、それだけで鬱がラクになっているはずです。そのことも観察してみてください。

その8
鬱の奥義・二の巻／心臓と肺だけがあなたをラクにする

今日はこれくらいにしておきましょう。次回は医人となった僕が、心臓と肺をラクにするさまざまな処置について伝えたいと思います。

それではみなさん、おつかれさまでした。今日も楽しくラクな一日を過ごせますように。

その9 自己否定文にはカギカッコをつけろ

鬱の奥義・三の巻

鬱のときの過ごし方。これがいちばん知りたいのですが、どこを探してもないということを前章で言いました。

躁状態のことをあれこれ書いてある本ならありますよ。北杜夫先生だってたくさん書いてます。でも鬱のときのことはあんまり書いてません。躁状態のことを書いてあるのを読んで楽しいときは、あなたは躁状態ですし、躁状態になると繰り返し言っているように自己中心的な思考になるので、他人の言葉はほとんど頭に入りません。自分が鬱になったときに備え、準備をしておく、などということはいっさい考えないのです。

そして、躁鬱人は鬱になると、とたんに調べ始めます。自分がいったい、どんな

その9

鬱の奥義・三の巻／自己否定文にはカギカッコをつけろ

特徴を持っているのか、鬱になったときにはじめて気になるのです。しかし、そのときは、前章でお伝えしたように、もう思考回路が故障してしまっているので、客観的な視点にも狂いが生じており、調べようとしても調べかたがおかしくなってしまってます。そんなわけで、インターネットでいろいろ躁鬱病に関して検索をして、どうせ、インターネットにはなにも参考になる文章は掲載されていませんから、躁鬱病のまとめサイトみたいなところに向かっていくしかありません。そして下手な作家のどうしようもない文章、ページビューを稼ぎたいらしい陳腐なサイト制作者のどうしようもないまとめを、どうしようもないと思いながらも読むしかありません。

なぜそんなことを僕が知っているのかというと、もちろん、僕自身がそうだからです。今日は僕が鬱のときにどうやって過ごしているか。そのどうしようもない姿を披露してみたいと思います。

鬱になる前に、プレ鬱の状態があります。そしてその前に躁状態がかならずあります。躁状態のときの僕は、知っている方もいると思いますが、本当にすごいです。これぞ躁状態って感じで、原稿も一日に100枚くらい、しかもそのほとんどはツイッターの中で展開されていきます。人に読ませたいんですね、自分の思考を。そして、アイデアがひらめくと、ひらめいた瞬間、いや、もっと言うと、アイデアを口にする前に、もうすでに誰かに電話して、アイデアが思いついたので、それを実行してみたい、という宣言をしてます。

しかし最近では、僕が突然電話してくるということはおそらく躁状態だ、と相手方も把握してますので、まず電話に出てくれません。それは寂しいことですが、仕方ありません。非躁鬱人は躁状態の躁鬱人と一緒にいると、疲れますから。なんせ24時間ずっと酔っ払っている状態、しかも酒に酔っ払っているわけではないので、眠くもならず、まあシャブ中に近い状態で、そんな人とは一緒にいたくないんですね。しかもなにか突っ込むと喧嘩にもなりますし、とにかく面倒くさいわけです。

こんな感じでこじらせていくと、ほとんど友達はいなくなります。友達がいなくなると、躁鬱人はさらに鬱をこじらせていきます。そんなわけで僕はこうしました。

「躁状態のときにひらめいたことを電話する相手をあらかじめ設定しておく」

ということです。パソコンを使うときの初期設定みたいなものです。

そうやって設定しておかないと、感覚だけで生きてますから、躁状態、鬱状態のときの行動もやはり感覚でやってしまいます。毎回違うことをしたいのでそうします。そうすると、完全にまとまらない人になってしまうんですね。もともとまとまらない人なんですから、さらに脳みその動きがおかしくなると、むちゃくちゃにな

その9
鬱の奥義・三の巻／自己否定文にはカギカッコをつけろ

ってしまいます。だから多くの躁鬱人は周りの人から無茶苦茶な人だと勘違いされてます。しかし、ちゃんと初期設定をすれば、大丈夫です。

初期設定をしたら、紙に書いて壁に貼っておきましょう。頭に入れておいてもダメだと理解することが大事です。とにかく僕たちの脳みそはゼリーどころか、砂の城みたいなところがありまして、風が少し吹くだけで形を変えていきますので、常に外付けハードディスクを用意しましょう。

僕は前にもお伝えしたように、文学、美術、音楽とそれぞれ自分のひらめきを形にする分野の仕事をしており（ま、これも治療の一環なのですが）、毎日大量の作品を作ってますが、毎日担当の友達に添付ファイルとともにメッセージを送信してます。毎日、ひらめいたことを分野別に友達に伝えているわけですね。中でも、橙書店の久子ちゃんにはいちばんお世話になっているのですが、彼女には、あらゆるひらめきを、行動する前に連絡するね、と伝えてます。彼女は「何時でもいいから連絡しなさい」と言ってくれました。

できるだけエネルギーを放出する先を一つに限定しましょう。どうせあなたの思考は無限に拡散してます。一つしか放出先がなくても、そこで流れさえできていれば窮屈にはなりません。

しかし、そのためにはその放出先になる人が、あなたに関心を持っている人でないといけません。躁鬱人はとにかく人の気を引くのが得意ですから、おそらく一人はそういう人がいるはずですが、鬱のときはそんなことも忘れてしまっているので、この初期設定は鬱じゃないときにしてください。

じゃあ今はどうするんだよ、とおっしゃる人は僕に電話しましょう。鬱の対策は鬱になっているときにはできません。まずこの鬱になる前の対策がいかに重要かを頭に入れておいてください。といっても今、鬱なあなたはそんなこと言っても今がきついんだよ、となるし、躁のあなたならまったくもって僕の言葉は耳に入りません。次、鬱になったらなんて恐怖心はまったくなくなっているので、効果がないんですね。

さらに僕は鬱のときのためにもう一つ準備をしました。鬱になるとまったく外に出られなくなります。皆さんも知ってますよね。外に出られない理由は、もちろん体が動かないということもありますが、それだけでなく、むしろ、人の目が気になるんです。

はっきりいうと、体は動くんです。あ、でもこれは非躁鬱人には言わないでいいですよ。実は体は動く、なんてことを言ってしまいますと、じゃあ皿洗ってよ、とか仕事に午前中だけでも来てください、とか、ちょっとしたことを頼まれてしまいますので、絶対に避けてください。鬱のときはちょっとした頼まれごともされないように。もちろんやりたいことならやってください。やりたくないことはちょっとでもやってはダメです。

で、体のことなんですけど、そうです。実は動くんです。もう布団から出れないとか、体を起こせない、死人のように寝そべっている、とかいろ言うんですけど、それはそうとしかできないのではなく、そうしたいだけです。寝てたいんです。布団から出たくないんです。体を起こしたくないし、死人のように寝てたいだけです。死にたいという言葉もつまり、死んだように寝てご飯も食べないでお風呂も入らないで人にも逢わないで仕事もしないでただ寝てたい、ということです。

このことに気づくと、少し、鬱のときの過ごし方が変化してきますので、皆さんもまず「自分ができないところ」を書き込んで、それは全部、欲望の現れなんだと再確認してみてください。

【鬱語】 ↓ **【意味】**

外に出られない↓外に出たくない
布団から出られない↓布団から出たくない
死んでしまいたい↓死んでるみたいになにもしたくない
自分にはなにもできない↓なにもしたくない

簡単な掃除もできない→掃除がしたくない
人生には意味がない→今は意味など求めずぼちぼち生きていきたい

というわけで、あなたは実はなにもできないわけではないんです。非躁鬱人がこれを聞いたら、じゃあ、お前動けよ、みたいなことしか言わないので、注意してください。そんなことわかってるなら、すぐ動けよ、みたいな非躁鬱人の論理はただこじらせるだけなので、断固耳に入れないでください。そのためにもけっして「実は体は動くんだけど、今は布団に寝ていたいから、死にたいとか言ってる」とかポロリしないでくださいね。

つまり、今のままでいいんです。今までの自分は間違ってなかったんです。間違っているのはあなた自身ではなく、鬱語の読解だけです。つまり、語学の問題です。

躁鬱大学は心技体、様々な分野の学問が集結している大学ですが、僕の専門は語学です。専門分野は鬱語の研究です。鬱語は人に理解される必要がありません。なぜなら鬱語はあなたの本当の思いが、日本語を通過して変形していった言葉だからです。

一見、日本語のようですが、そしてその言葉は非躁鬱人にはちゃんと日本語として聞こえていきますが、実際の意味は違います。真逆の意味であることが多いです。しかし、それを口にしてしまうと、声となって、あなたの脳にも響いてしまうために、ついついその日本語の意味をそのまま受け取ってしまうんです。できるだけ声にしないようにしましょう。

それでも非躁鬱人から質問されます。「外に出たくないんだよね」と聞かれたら、頷けばいいだけです。スパイだと思って、行動しましょう。簡単に自分の本音をぶつけないようにしましょう。理解できない人から、ただの怠惰な人間だと烙印を押されてしまいかねません。寝てたいときは、今までどおりに「苦しくて、布団から起き上がれない」と小さく呟きましょう。でも実際は違うということも思い出す。これが今日覚えた技です。常に同時通訳するつもりで、今の鬱のあなたと話してみてください。きっと体は動くはずです。確認してみましょう。

僕の場合はすぐオナニーをします。鬱で落ち込んでいるはずなのに、なぜかオナニーをすることはできます。はっきり言うと、綺麗なお姉さんがやってきて、裸になってくれて、全身を優しく撫で回して、それでパジャマを脱がせてくれて、口でくわえて30分ほど舐め回して、その後、僕は寝てるままで、上に乗ったお姉さんが自由に腰を動かして、昇天することができたら、たぶん僕は、もちろん、これは僕限定の話ですが、すぐに鬱が明けます。

つまり、体は動きます。性欲も実はあります。でも窮屈なんです。バカみたいに羽を広げて、自分が思い描いているように世界が動いたら、すぐに鬱は治ります。そして、そのお姉さんとしばしの間、好きなだけ快楽に身を委ねて、元気になって、君がいてくれるなら仕事をがんばろう！　とか思うことでしょう。

われわれ躁鬱人は心地よくなるのが、大好きです。とくにエッチな話が躁鬱人は本当に好きで、猥談とはつまり躁鬱語ってことなんですけど、鬱で死にそうになっているのに、深刻になっているのにふざけてどうする、とときどきいのっちの電話でもお叱りを受けます。本当にごめんなさい。葬式でも笑ってしまうバカなんです。祖父の葬式だけは、祖父が生前から「俺が死んだら笑え」と言っていたので、みんなで亡骸の前で麻雀してましたが、なぜか深刻さのほうが勝っちゃうんですよね。

でもね、とにかく忘れてはいけないことは、ゲイの画家だったデビッド・ホックニー先生がおっしゃった**「自分に深刻になるな、作品に深刻になれ」**という言葉ですね。僕はこれをパニック状態になっていた大学生のときに知り、体がラクになりました。こうやっていろんな人が口にしたラクになる言葉って大事ですよね。

あれ偉人の言葉ってなってますけど、言葉って常に自分に言い聞かせてるんですよ。これは僕が文章を書く人間だからなおのことよくわかってますが、言葉はすべ

その9
鬱の奥義・三の巻／自己否定文にはカギカッコをつけろ

て自分に向けて書くんです。だからこそ、読む人の心に染み渡るんですね。つまり、ある文章を読んで心に染み渡ったとき、それはいい言葉を見つけたわけではなくて、同じことに苦しむ同志を見つけたってことなんです。言葉は人なんですね。ま、これは些細なことです。僕が常日頃考えていることです。

ここで書かれている言葉はすべて、困っている僕に向けて書いています。まずそのことに注意してくださいね。これはあなたに向けて書いているんじゃないんです。僕に向けて書いているんです。でもあなたも、これは私のことだ、と思うときがあるじゃないですか。それを「言葉」と言います。あなたと僕が同じ言葉で同じ反応をしているんですね。同じ躁鬱人であることを感じます。ここはとても重要なので、確認お願いします。

躁鬱人は非躁鬱人と出会い方がちょっと違います。こうやって、僕が文章を書いて、あなたが読む、すると、完全に自分のことだというふうになる。これが出会いです。出会うときだけ言葉が読めます。鬱のあなたは「私は昔は本も読めてたけど、今はもう読めない。好奇心がない。そんな私はもうだめ。死んだほうがいい」となります。そこまで行ってしまいます。でも今、僕の言葉は読めてるでしょ？　これ本当に大事なことですから気づいてくださいね。

今、あなたはこの文章が読めている。なぜか？　もちろん興味があるからです。だから好奇心がないだなんて文句は言わないでくださいね。自分に文句を言わないコツがあります。それは口にしないことです。簡単です。文字にもしない口にもしない。そうすれば自分に文句を言うことができません。

それでももしも自分に文句を言いたかったら、こうしてください。まずその文句を書いてみてください。ちょっと例文を挙げてみます。

〈例文1〉

僕は本当にダメな人間だ。調子がいいときについついなんでもできるとか言ってしまうけど、実はそれは調子がよくて気持ちが大きくなっているだけで、本当はいつもみすぼらしい。一人になると、落ち込んでるし、本当は友達も一人もいない。できることがたくさんあるとか言ってツイッターで宣伝してるけど、実はどれも自信がない。どれも専門家には負けるし、そもそも飽きっぽいから、もう今はやってないのも多いし、でもそれも俺はできるとか調子がいいときは言って嘘ばっかり、俺は嘘しか言わないし、俺は本当は自信がない、友達もいない、孤独なバカだ。

これはある日、鬱状態の僕がiPhoneのメモ機能に書き残したものの抜粋です。いやあ派手にやってますねえ。自己否定。もうなんと言いますか、これこそ例文になるべき教科書的自己否定文です。

　まず確認すべきは、一つもいいところを書いていないことです。やりすぎなんですね。あのですね、一長一短という言葉がありまして、極端にただただすべてダメな人間なんて一人もいないんですね。そうなると人は死ぬわけです。生きていけませんから。そうじゃなくてあなたが何年か生き延びてるってことはですね、どんな人にも一長一短あるんです。だから、すべてダメだということはないんです。大げさなんですよ。

　躁鬱人の表現って一つひとつが本当にうっとうしいくらいに大げさで、僕も自分で書いてて恥ずかしいです。でもこれは鬱のときの僕の素直な気持ちでもあります。素直な気持ちなのに、大げさ、っておかしい感じですが、つまり、それくらい客観的に見ることができません。

　これはどういうことかというと、客観的に見るという行為も結局、脳みそがやっているのですが、それはその脳みそが正常に動いているからこそできることです。正常に動いていないとき、例えば青を赤だと思っている脳みそで青空を見たら大変じゃないですか。それに対して「おいおい、赤い空なんかありえないでしょ。だからそれは今、あなたが青を赤と思う目になってしまってるってことよ。しばらくすれば青く見えてくるから待ってなさい」とツッコミをしてくれる人が自分の中にいないんですね。いや、その客観的に言ってくれる人も同じく誤作動が起きてしまっているのです。なぜなら脳みそが客観的な思考も作り出すため、そこがおかしければ客観的思考もまたあべこべになってしまうんですね。

さきほどの話だと、鬱状態のときの客観的思考をもつあなたの別の人は「あ、空が赤く見えるわけね。本来青空って言葉があるのに赤く見えてるってことね。ふむふむ、なるほどね、えっと、おかしいのかな、私も今、赤く見えてるんだけど、つまり、これは勘違いじゃなくてどこかで山火事が起きてたりするんじゃない？　本にも書いてある、アボリジニたちの旗がまさにそれで、太陽の背景に黒地と赤地が半分に割れてて、どうやらそれと同じだから、私たちはこれからとんでもない天変地異に飲み込まれるに違いないわ。そんな苦しみを受けるくらいなら、死んだほうがまし、そんなことを言うあなたの意見も客観的に見て、うなずけるところがあるわよ」なんてことを言い出してしまいます。じゃあ、どうすればいいんだよってことですよね。

みんなが知りたいのは僕の無駄に長い例文なんかじゃなくて、わかったから早くどうすればいいかを教えろってことですよね。なんか、あなた鬱なのに、読書速度早くなってませんか？　はい、簡単にお答えします。自己否定文、これは読書感想文みたいなもので、躁鬱人のわれわれには書きたくもないのに、書かないと落ち着かないときがときどきやってきます。そうしないと頭がおかしくなりそうなんです。だから外に出そうとします。ところが外に出す方法を間違ってしまいますと、さらにこじらせてしまうので、ここでまた技術を覚えましょう。これは方程式みたいなものです。丸暗記してください。

「自己否定文にはすべてカギカッコをつけろ」

たったこれだけのことです。さてやってみましょう。

〈例文2〉

「僕は本当にダメな人間だ」

「調子がいいときについついなんでもできるとか言ってしまうけど、実はそれは調子がよくて気持ちが大きくなっているだけで、本当はいつもみすぼらしい」

「一人になると、落ち込んでるし、本当は友達も一人もいない」

「できることがたくさんあるとか言ってツイッターで宣伝してるけど、実はどれも自信がない」

「どれも専門家には負けるし、そもそも飽きっぽいから、もう今はやってないのも多いし」

「でもそれも俺はできるとか調子がいいときは言って嘘ばっかり」

「俺は嘘しか言わないし」

「俺は本当は自信がない」

「友達もいない」

「孤独なバカだ」


はい、先ほどの〈例文1〉にただカギカッコをつけて、分けてみました。

鬱状態にある躁鬱人は、数珠繋ぎみたいにつらつらと長く自分の文句を言って段落も作ってくれないので、こちらで勝手に段落にしました。

で、なぜカギカッコをつけたかと言うと、客観的思考ができない鬱状態のあなたのかわりに、客観的記述をするためです。カギカッコですから、誰かの発言です。このときのコツとして、発言をしている人をあなた自身にしないでください。これは僕の発言がもとになってますが、僕の名前坂口恭平を使うのではなく、ジョージというお猿の名前をつけることにしましょう。そして、あなたがジョージに返事してあげてください。

今から書くのは、先ほどの〈例文2〉にさらに猿のジョージの友達である坂口恭平が声をかけてあげるシーンです。

〈例文3〉


「僕は本当にダメな人間だ」

とジョージは日本語を口にした。

「え？」

坂口恭平は驚いている。ジョージが喋るのを聞くのは当然だが初めてのことだった。ジョージはたしかに猿だった。ニホンザルだ。しかし、ジョージは日本語を喋っていた。

「調子がいいときについついなんでもできるとか言ってしまうけど、実はそれは調子がよくて気持ちが大きくなっているだけで、本当はいつもみすぼらしい」

とジョージがまた日本語で言うので、坂口恭平はモニタリングの番組かなんかではないか、これはドッキリじゃないかとあたりをキョロキョロうかがった。

「一人になると、落ち込んでるし、本当は友達も一人もいない」

ジョージは坂口恭平の目を見て言った。坂口恭平はモニタリングの番組自体を騙すことを決意し、ここは一つジョージの言葉に乗っていくことにした。

「俺のことを友達と思っていないのか」

坂口恭平はそう言った。ジョージは黙り込んだ。しかし、またジョージは自分を否定するようなことを言い出した。顔は赤く、ほとんど泣き出しそうになっていた。

「できることがたくさんあるとか言ってツイッターで宣伝してるけど、実はどれも自信がない」

坂口恭平はおもむろに取り出した小さな太鼓を思い切り叩いた。すると、ジョージは体が覚えているのか、両手で頭を抱えて真剣に悩んでいたのにもかかわらず、反省のポーズにすぐさま体の動きを切り替えた。

「できてるじゃん！　ま、うちらがやってるのは阿蘇猿まわし劇場のパクリだけどね。でもいいじゃん、彼らより安いギャラで彼らより長い時間、ときにはノーギャラで人を喜ばせてるんだから、お前、日本語もしゃべれるんなら、うちらの打ち出せる新機軸やんそれ」

「どれも専門家には負けるし、そもそも飽きっぽいから、もう今はやってないのも多いし」

ジョージは坂口恭平の励ましを無視し、反省のポーズを続け自分を否定し続ける。

「ジョージ……お前、けっこういろんなことできてると思うよ。反省のポーズしながら日本語しゃべれる猿は世界にお前しかいないよ」

「でもそれも俺はできるとか調子がいいときは言って嘘ばっかり」

「嘘が言える猿なんて聞いたことないよ。日本語でこんにちはならまだいるかもしれないけど、複雑な嘘なんかできないよ普通、お前、才能あるんだって……」

「俺は嘘しか言わないし」

「だから……」

「俺は本当は自信がない」

「それで自信持てないとか言われたら、逆に自慢にしか聞こえないし」

「友達もいない」

「だから、それって、自慢？　なんか辛そうにして、実はなんでもできる的なことを俺に再確認したいの？」

「孤独なバカだ」

「はいはい、もうわかりましたよ、日本語も喋れる孤高の天才ジョージさん、これ、モニタリングなんでしょ？　どっかにカメラあるんでしょ？」


はい、一つの寸劇ができあがりました。

つまり、鬱になって自己否定が止まらない状態、それも大変重症な自己否定モードになったときには、「すべての自己否定文にカギカッコをつける」だけで、あらふしぎ、それは会話劇になるのです。つまりは戯曲ですね。あなたは劇作家になったわけです。鬱になればなるほど戯曲が生まれる。長い文章だって書けますから、それを小説と呼べば、小説家にもなれるでしょう。そこにはあなたの深い実感が伴ってますので、素晴らしい効果を読者に与えるはずです。まあ、突然小説家になったのですから、それが出版されることはないでしょうが、ウェブだったら誰でもアップできるんですから、書きまくって公開しちゃえばいいんです。

躁鬱人というのは、自分が活躍できるかもしれない、と思えたり、主役に立てる可能性が出てくると、突然鬱が治ります（笑）。ひどいものです。ただ主役に立てなかったから、拗ねてるだけだったのです。それなのに、自分の悪いところばかり言い立てて自分をメッタ打ちにするんです。本当はただ主役になりたい、価値のある仕事ができるようになりたい、みたいなことを躁鬱人は考えています。

躁鬱人は下積みとか我慢が基本的にできません。すぐ、劇作家です、小説家です、と言い張りたい人たちです。そうなるためにバイトするくらいなら、家でひもじいほうがまだマシなんです。そのことに自信を持ってみましょう。そんなヤツでもいいじゃないですか。夢をでっかく持ちましょう。現実など直視しないように。躁鬱人は、現実を直視することが苦手です。もしくはまったくできない。そうではなく、とにかく夢の一攫千金を果たしたいのです。愛すべき自己中心的な人間です。

ほら、どうですか？　あんなに失っていた、自己中心的なところが少しずつ顔を出してきたでしょう。そんなあなたは鬱が少し明けてきてます。面白いでしょ、この方法。これが僕がもう何十年もやっている秘密の方法です。絶対に人に教えちゃだめですよ。人に教えるんじゃなくて、自己中心的な躁鬱人はこのコツを使って、どんどん劇作家に、小説家に、映画の脚本家に、なんならハリウッドの映画監督になりましょう。日活よりもハリウッド、知る人ぞ知るジェイムズ・サーバーよりもやっぱりナンパな村上春樹先生が大好きです。そういうところが躁鬱人の素敵なところです。ここは一つ言い切りましょう。

「自分にとって都合がいいこと、嬉しいことは、ひたすら栄養になる」

というわけです。つまり、その逆はすべて毒です。

真面目に自分の悪いところを直そうと今後いっさい努力しないでください。**努力は敵です。**もはや。適当に思うままに、自分がやりたいように、まずは自己否定文を書き直してみてください。ここで好き勝手にやるという方法を見つけましょう。

鬱状態が長いあなたはそんな自由な躁鬱人の特徴を、誰かに指摘され、バカにされ、傷つき、隠してしまっている可能性があります。そうなると、なかなか治りません。ここは一つこのおバカな章を参考にして、好き勝手に書いてみてください。

まずは設計図を書く必要があります。つまり、自己否定文が出てきたら、もう拍手なんです。次にやることが見えてきたってことです。意味がわからないと思いますが、まずは書きたいだけ自己否定文を書いて、カギカッコをつけて、一つ変なおもしろ話を作ってください。間違ってもカギカッコの中に、真面目に怒る母親とか先生とか上司とかを登場させないでくださいね。スヌーピーの漫画の先生たちみたいに出てるけど、体の一部だけでいいです。言葉はしゃべらせないでください。こんな自由な国に立ち入らせないでください。ここは自由です。

あなたの好きにやるのです。なんでもやっていいんです。本当になんでもやっていいんです。本当にやりたいことはあなたは気づいてます。遠慮して言えなくなってるだけです。それが窮屈の原因です。この主人公ジョージは猿ですから、おっぱいを触りたければすぐ触り、その場で何かを食べたければ、会計せずにバナナをとって、食べてみてください。あなたの自由です。自由にしてください。

一つおまけのヒントです。

「自由にしてくれと言われても、自分がなにをしたいのかわからない」

という人もいます。もう完全に非躁鬱人に染まってしまった躁鬱人が特に好んで使うスラングです。そういう時は、次の3つの問いに答えてみてください。

問1「寝ていたい？　起きていたい？」

問2「外で動き回って人によく会う仕事と、部屋でパソコンに向かって座ってる

仕事、どっちが好き？」
問3「青と赤、どっちが好き？」

この3つのどれもわからなくなってしまっている場合は、危険ですので、今すぐ09081066466まで電話してみてください。ご安心ください。僕は冗談みたいな話ばかり書いてますが、電話は実際につながります。そこだけ冗談ではありませんのでご注意を。

多くの躁鬱人がおそらくこの3つの問いだけで、好きなものがわからない、のではなく、自分への問い方が曖昧すぎるから答えられないだけだということに気づくと思います。頼みます。問いはシンプルに。女の子がやってきて「私はあなたが好きなの、私とやりたい？　やりたくない？」と聞かれて答えるくらいに、感覚が動くままに、やってみたいほうに。

それが好きなこと、ってことです。べつに将来の明確な夢なんか聞いてません。どうせそれを聞いても、明日にはすぐ変わってしまうんです。それがわれわれ愛すべき躁鬱人なんです。

その10　トイレを増やせば、自殺はなくなります

今回だけは特別に非躁鬱人も聴講することができるようになってます。とはいっても、今日も躁鬱人の特徴について話すことから始めるのですが。でも、今日の主題は躁鬱人だけでなく、非躁鬱人にも伝えるべきことだと思ってますので、こうやって、非躁鬱人の方もお招きしたわけです。

はじめまして、躁鬱大学学長の坂口恭平です。さあ、今日も楽しくやっていきたいと思います。

われわれ躁鬱人は内省、反省ができないということは前にも言いましたが、鬱のときには内省と反省を繰り返します。一向にやめようとしません。

その10
トイレを増やせば、自殺はなくなります

「なんでお前はこうなんだ、お前はダメだ、お前みたいなやつがいると迷惑だ、お前はもう消えた方がいい、お前は、お前は、もうこの世からいなくなれ、死ね」

ここまで自分に言ってしまいます。なぜならお前がダメだから、ではありません。まったく違います。だって、僕が書いてきたこと、あなたにも当てはまるでしょ？

つまり、まったく同じことを僕もあなたもしています。みんな同じです。

われわれ躁鬱人の嘆きは一見、その人特有の誰にも言えない闇みたいなところがありますが、実際は、みんな同じ嘆きです。同じ悩みです。はっきり言うと、個性がないです。笑ってしまうくらいに同じことを言うので、僕もついいのっちの電話で躁鬱人の鬱の嘆きを聞きながら笑ってしまいます。

悪気はないんです、むしろ、ホッとするというか「もうなんでもどんどん嘆いていいよ、ウンウン、そうだよね、お前ダメだもんね、なにもできないし、洗濯一つできない、人としゃべれないし、なにかしようとするとすぐヘマをする、すぐ物を落とすし、割るし、仕事もはじめはいいんだけど、すぐに人間関係がおかしくなって、居心地が悪くなって、やめちゃう、いつもおどけているけど、実は暗い人間で家ではいつも死ぬことばかり考えているんでしょ！」と伝えると、「え、なんでわかるんすか、予知能力すか？」って真顔でたずねる人もいますが、答えは「オイラもまったく同じこと言ってるからだよ。どこまでもあなたのモノマネができるよ。

なんならあなたになりきって、人生生きていくことだってできるかもしれない」からですよ！

だって、おかしいでしょ。ここまでさんざん躁鬱大学やってきましたが、これ、僕のただとてつもなく個人的な日々の生活のあれこれなはずですよ。それなのに、なんでみなさんはついつい中毒になっているみたいに、水をゴクゴク飲むみたいに読んでるんですか。まったく同じだからじゃないですか？　これ俺？　とか思ってはいませんか？

僕も正直、にわかには信じられないですよ。僕が経験している細やかな心の動きすべてが、躁鬱人であるあなたとまったく同じだとは。まったく信じられないです。信じたくないくらいです。これって僕の個性だと思ってましたから。この世にたった一人しかいない僕の悩みだと思っていたんですよ。

僕はいっぱしの作家でもありますから、なんて言いますか、つまり人生というものを深く読み込むことができて、だからこそ、このような悩みを抱えてしまっているんだ、もちろん辛い、しかし、これは作家であるかぎり必要な苦しみであり、だからこそ、お前は作家なんだ、みたいな恥ずかしいことも考えたことがあるんです。しかも、一度や二度ではなく、かなり頻繁に。

しかし、実際は違いました。悲しいかな、みんなと同じだったんです。ただの躁

その10
トイレを増やせば、自殺はなくなります

鬱人の特徴だったんです。恐ろしいことに、悩んでいる口調、ポロリと漏らす一言までピッタシカンカンまったく同じだったわけです。

　こんなこと、どの本にも書いてません！　医者も教えてくれたらいいのに、教えてくれませんでした！　だからどんどん思い込んでいったんですよ、これは自分の独自の悩みだ、誰にも言えない、もしくは言ってもわかってもらえない、これは解決することができない悩みだ、って。


　しかし僕はいのっちの電話をしてますから、それこそいろんな人の悩みを耳にする機会が多いんですね、というか毎日2、3時間、人の悩みを聞き続けてます。

　なんでそんなことするのかとよく質問されます。なんでそんなことするのか。はい、お答えしましょう。僕は人の悩みを研究しているんです。悩みの内容じゃないですよ。人が悩むってことを研究しているんです。だって、人はみな悩むからです。そして悩んだ結果、もうこんな人生は終わらせたいと思って、自殺するのです。悩みがなければ自殺をしません。

　僕は年間2000人ほどからの電話を受けてます。今年でとうとう10年です。つまり2万人の死にたい人と直接電話でやり取りをしました。そして僕はある発見をしました。

それは**「どんな人間も悩みは同じである」**ということです。

むちゃくちゃ当たり前のことを言っているように思われるかもしれません。しかし、これが事実なんです。真理と言ってしまいそうな勢いです。そんなの知ってるよ、とおっしゃる方もいるかもしれません。しかし、それが嘘だって、僕は知ってます。

なぜなら「人は悩みを人に伝えない」からです。そりゃ「好きな人ができたんだけど……」とか「会社で今こういう問題があって」とか適当なことなら、人に相談します。でもそれは「私とはなにか？」という問題とは別の悩みです。生きている上での悩みです。しかし、生きている上での悩みではなく「生きているという悩み」については誰も口にしません。

僕がやっているいのっちの電話にはこの「生きているという悩み」についての問い合わせだけが毎日かかってくるのです。つまり、僕は「絶対に人に言えない、生きているという悩みについて、毎日10件くらい相談を受けている」んです。そんな人いますか？　いません。いのちの電話はありますが、あれはみんなで手分けしてやってます。しかも、そこで話した内容は絶対に口外しないことになってます。相談主も匿名です。そのため、そこでどんな相談がなされているか、誰も知ることができません。

もちろん、僕だっていのっちの電話の内容については秘密を守っているつもりです。でも、ときどき、これは人に伝えたほうがいいと思う内容については相談主に、公表してもいいか、もちろんあなたの個人情報はわからないようにする、と聞きます。みんな「いいですよ、他の人の悩みに何か役立つなら」と言って、快く僕の要望に応えてくれます。なぜなら、悩みがみんな同じだとその人もわかったからなんですね。だからこそ、安心したし、外に出してもいい、それで助かる人がいるならと思ってくれたわけです。

僕は、その人が一度も誰にも相談したことがないことの相談だけを10年間受け続けてきました。そして、電話をかけてきた人すべてに共通することを見つけたのです。

それは、**「人は、人からどう見られているかだけを悩んでいる」**ということです。

僕が電話を受けた多くは日本人ですので、もしかしたら、これは日本人特有の問題かもしれません。しかし10年間研究を続けてきた結果、僕が感じているのは、日本人だけでなくすべての人類に共通するのではないかということです。人間にとって悩みとは「人からどう見られているか」ということだけだったのです。それ以外の悩みはありませんでした。

もちろん、人からどう見られているかと悩んでも、実際に見られるだけじゃ言葉はありませんから、その人が頭の中で勝手に言葉を作り出しているだけなんですね。ときには、両親やパートナーから直接言葉を受けて、人からどう見られているか、という問題が暴力と化しているケースもあります。その場合は本当に自殺未遂を繰り返すなど、かなり悪化することもあります。しかし、それらも含めて、「人は人からどう見られているかということだけを悩んでいる」。

これからは、悩みとは言わずに、「人からどう見られているのかをむちゃくちゃ気にしている」と言い換えましょう。

だって、みんなが感じてるんですよ。多くの人は他人を好きになったりするじゃないですか。あれと同じように、多くの人が人からどう見られているかを気にしているんです。おそらく、ほぼ全員がそのことを気にしています。どんな鈍感そうな人も気にしてます。

つまり、それは悩みではなく、これまた体質なわけです。しかも、これは躁鬱人にかぎったことではありません。この講義で初めてのことですが、今日だけは非躁鬱人の方も聴講可能にしたのは、つまりそういうことです。

「人類皆、人からどう見られているかということだけを悩み続けている」

人類皆そのことについて悩んでいるので、もはやそれは悩みではありません。むしろ、それは人類に共通する特徴だと言えるでしょう。

だからそのことで悩み続けるってのは、人間であることに悩んでいるってことですので、ナンセンスなんです。答えがないんです。繰り返すんです。解決することはできません。だって、それが人間だもの。

その10
トイレを増やせば、自殺はなくなります

つまり、**この世に悩みというものは存在しないのです**。人からどう見られているかを気にすることは、おしっことかウンコをするようなもので、人間に備わった特性です。本能です。

どうしておしっこするんだろうって悩む人はいません。

今日は非躁鬱人の方々もいらしてますけど、非躁鬱人の方だって同じなんです。だって本能ですもん。おしっこですもん。たしかに少しは色や味は違いますよ。食べてるものが違いますから。体の器官が違いますから。でも、おしっこはおしっこです。つまり、あなたの悩みだって僕とだいたい同じなんです。ただ、「人からどう見られているかだけを考えている」ってことです。

しかも、人のウンコを見たことがないように、人が「どのようにして人からどう見られているかを気にしているか」を見ることはできません。それでも、ウンコしてるのは俺だけじゃないよな、と思えるのはなぜだかわかりますか？　簡単ですよ

ね。トイレがあるからです。トイレ休憩なんて言葉まであるくらいです。

そうなんです。トイレに入っていく人を見ると、あ、あの人はこれからおしっこかウンコをするんだ、すごい困った顔をしながらお腹を押さえてたから、たぶんあの人はウンコだ、間に合うといいな、とか感じますよね。人のウンコは見たことがないけど、人がウンコをすることははっきりとわかります。そして、自分もウンコをします。でも他の人もウンコするって知ってるから、肛門からとんでもないものが飛び出してきて、さらに鼻をつく臭さだろうと、気にしません。ついには、少し臭いと思っていたお尻のほのかな臭さになんとも言えない郷愁を感じてしまい、つい、好きな人の肛門周辺をクンクンしてしまうなんてことが起きたりします。……あ、失礼しました。いけません、今日は非躁鬱人の方にも真面目な私の大発見の話を聞いていただいているんでした。真剣になって、先へと進みましょう。


ウンコにはトイレがあります。出す場所があります。しかし、「人からどう見られているかが気になってしまう」という生理現象に関しては、このトイレにあたるものがないんですね。

子供のときからありません。子供が「人からどう見られているかが気になる」と相談しても、多くの親は、「人からどう見られているかなんか気にしなくていいんだよ」と優しく言うでしょう。しかしそれは、「ウンコもおしっこも出さなくていいんだよ」と教えているようなものです。ナンセンスです。むしろ害悪かもしれません。人からどう見られているか気にしてしまうことは、れっきとした生理現象なんです。だから、お子さんにはこんなふうに伝えてみてはいかがでしょうか。

「そんなわけで、お父さんも気にしちゃうんだよ。お母さんも気にしちゃう。すぐ恥ずかしくなっちゃうし、すぐ自信なくしちゃう。ついつい周りと比べて、自分なんて……って、ちっぽけな気持ちになってしまうんだよ。それはね、生きてるってことで、ちゃんとウンコが出てるってことなんだよ。快便ってことなの。だからあなたも成長しているってことだね。安心した。でもね、それを誰にも言わないままにしていると、便秘になって悩んじゃうから、早めのパブロンってことで、気になるときはすぐに口にしていいんだよ。ぜんぜん恥ずかしくない。むしろ、そうやって人の目を気にして緊張したほうが、やってやろうという気持ちになる。緊張は、最高のパフォーマンスを生み出す大きな力なんだ」

つまり、僕のやってるいのっちの電話とは、このトイレなんです。トイレっていうのはいつでも使えないとやばいです。ですが今、24時間いつでも使える「人からどう見られているか気にしていることを吐き出すトイレ」は、世界中を探しても、僕の電話しかありません。

自殺者が増えているのは当然のことと言えるでしょう。ウンコを出せる場所がなくて、野糞できるスペースもなければ、腸が破裂します。つまり、自殺問題は死にたい人の精神的な問題ではなく、徹底的にトイレ問題なのです。言わば、精神衛生面でのインフラの問題です。はっきり言えば、**トイレを増やせば、自殺はなくなります**。僕のいのっちの電話の重要性について、気づいていただけたでしょうか？

しかも正直言うと、トイレは誰でも作れます。ま、野糞ってことです。そのあたりで出会った人に、ま、友達がいちばんいいですが、その人に一度、自分がいかに人から見られているかを気にしているかってことを話してみてください。優しい人なら、きっと「それ、私も」と言ってくれるでしょう。**悩みじゃないよ、生理現象だよ**って実はみんな知っているんです。しかし、なぜかそのことをみんな自明のことをしないのです。あたかも可愛い人はウンコをしないと妄信する中学生の男子みたいに、ちゃんとしている人は人からどう見られているかなんか気にしない聖人君子なんだ、と思い込んでます。中坊だけじゃなくて、この世界の人々みんながです。

もう悩むのはやめよう。悩むのってそれ、ただ便秘で溜まってるだけだから。そこになにか精神的意味とかないから。すぐトイレに行って出してこい！　ってやつです。頼むから溜め込まないで。破裂したら大変だし、ちゃんと肥溜めにためて、土の栄養にしましょう。あなたのおしっこやウンコだって、誰かにとっては栄養になるんです。

僕がなぜ悩んでいないかは明白です。

なぜなら自信を持って人からどう見られているかを気にしているからです。これこそが人間です。人からどう見られているかを気にしているから、人に優しくすることができます。「人からどう見られているか気にしてしまう」ことの達人です。なんなら名人です。

われわれ躁鬱人は、あらゆるすべての人類のために、人からどう見られているか気にしてしまう生理現象のためのトイレになるべきなのです。

ご静聴ありがとうございました。私の発見は以上です。

それではまた明日。

その11 人の意見で行動を変えないこと

さて、ずいぶん遠回りになってしまいましたが、久しぶりにカンダバシのテキストに戻ってみましょう。今日は6段落目から読んでみたいと思います。

「躁鬱病の人は我慢するのが向きません」

はい。これはもう何度もこの講義の中でお伝えしてきましたよね。とにかく躁鬱人は我慢が向いてません。でも、苦手というわけではないんです。むしろ、相手の顔色をよく見て、その人たちが喜ぶようにしたがるので、よく我慢します。躁鬱人はこのように矛盾が常に訪れます。我慢すると鬱になるのに、我慢をよくします。

その11
人の意見で行動を変えないこと

そのことを我慢だと感じていない場合が多いです。自分がなにかをやっているときに、どういう気持ちでやっているのか、ほとんど自分に注意がいかないからです。それよりも周りを見ている。

周りを見て、それぞれの人の気分などを観察することは向いてますが、自分の観察が苦手です。でも、そのこともわかっていない場合が多い。躁鬱人は周りを見ますから、昨日お伝えしたような、人からどう見られているかという人間生来の本能がさらに敏感になってます。自分を観察しているのではなく、人と比べて自分が少し変だ、違和感がある、みたいなことを感じることが多いです。実は自分がどう感じているのかということを問うことはしません。自然とはできません。だからこそ、ここでこうやって技術としてお伝えしているわけです。

自分のことしか考えていないはずなのに、実は自分のことはなにも見えていない。カンダバシは躁鬱人のその特徴について素晴らしいアドバイスをいくつか提案してくれてます。久しぶりにテキストに戻って、僕も落ち着きました。

ついついどこまでも脱線していくんですよね。もちろんそれがいい効果を生むこともあるので、無理に縛る必要はありません。でもこうやって、今の僕みたいに、ときどき、今日はもとのテキストに戻って、ゆっくりフツーの講義をしてみよう、と一回、意識的に本線に戻してあげると、心地がいいので、皆さんもやってみてください。

　それでもどうせ脱線していくんです。今日、なぜこのように落ち着いて講義をやっているかというと、昨日の講義のあと、担当編集である梅山くんが「今日の講義もむちゃくちゃ面白かったんだけど、そろそろカンダバシのテキストもまた読んでみたいな」と言ったからです。梅山くんと言えば、僕にとっての灯台ですよね。もう一人の久子さんからは「自殺はインフラの問題だと書いた人は、おそらくあなたが初めてだし、とても素晴らしいと思う」という感想をいただきました。僕は常にこうやっていくつかある灯台の光をもとに進行方向を決めていきます。

　久子さんはこのままでオッケー、対して梅山くんはここらでちょっと落ち着いている教授も見てみたい、という意見でした。梅山くんは少しブレーキをかけてもいいのではないかと言ってきているわけです。このように二つの灯台の意見が分かれている場合はどうすればいいでしょうか。一人でもブレーキを少しかけてもいいんじゃないかと言うときは受け入れて、一度、ブレーキをかけて作業をしてみることを僕は選んでます。もちろん無理にかける必要はありません。久子さんはオッケーで、梅山くんも基本はオッケーと言っているわけです。でも、ちょっとブレーキを意識してみるってことです。

　これは今日の講義だけでなく、躁鬱人がこれから生きていく上で何度も遭遇する場面なので、みなさんにも参考になるかもしれません。調子がいいときにブレーキをかけろって言われるのは、なんだか文句を言われているような感じがしてしまうので、ついムキになって「そんなことはない、俺は大丈夫だ」みたいに言い返してしまうと灯台の意味がなくなります。

彼らはもちろん人間ですが、躁鬱人たちにとっては灯台です。それは光なので、光に怒ることはやめましょう。ただ少しだけ心持ちを変えればいいだけです。きっと体が少しラクになるはずです。灯台はなにもあなたたちに注意をしたいわけではないのです。もっと心地よい方法があるのでは、と問いかけてきていると感じ取れると、よりスムーズに日常生活を送れるようになるでしょう。

さてそれでは、カンダバシの言葉の続きを読んでいきましょう。

「『この道一筋』は身に合いません」

このカンダバシの言葉を読んで、ホッとして体がラクになったときのことを今でも覚えてます。こんなこと、言われたことが一度もなかったからです。そして、僕自身、何事もこの道一筋にできない自分をいつも責めてました。どうしてもできないのに、できないことを延々と責めていたわけです。

そういうときにいつも頭に浮かんでしまうのは宮崎駿さんでした。宮崎駿さんのドキュメンタリーが好きでよく見るのですが、若手アニメーターを叱るときに「お前は植物のこともなんも知らん。そのものを完全に知らないと描くことができない」みたいなことを言うと、自分が言われたようにドキッとして、苦しくなります。僕は都市で育ってますし、両親も農作業などしてきてませんから、土のことも知らないし、小刀の使い方も慣れたものではありません。だから、職人のように生きることに対して強いコンプレックスを持っていました。

宮崎駿はアニメーター一本の人生で才能も溢れ、自分が好きだったことを死ぬまでやる、やるときはとんでもない力を注ぐ、飽きない、まださらに探求したいことがある、みたいな感じでいつも画面に映ってます。それを見るのが辛かった。辛いのに、見てしまうんです。

僕が黙ってドキュメンタリー映画を見るのは、鬱状態のときです。劇映画だと、わざと緊張させたりするシーンがあるので、現実と虚構の境界がない鬱の僕はすぐに過敏に反応してしまうため、見られません。でもドキュメンタリーだったら見られるんですね。そして、制作風景を見ると、少し心が落ち着くことがわかってからは、いろんな人の制作風景が映しだされているものをよく見るようになりました。中でも宮崎駿のものを見てしまうのです。

いつも僕は彼から「お前みたいなやつは、自然のことを知らない。土と戯れた経験もない、山里で暮らしたこともない。お前は中途半端なやつだ」と心の中で言われた気がしてしまいます。そして、泣きそうになってしまいます。「そんなあなただって、ただ机でカリカリやって、アニメ作ってるだけやん」と言い返そうとしますが、たかがアニメ、されどアニメで、彼はパソコンなどいっさい使わず、鉛筆と紙だけで格闘するのです。その人間味あふれる感じが、強く僕の心を傷つけます。

もちろん宮崎駿さんにはなんの罪もありません。でも、彼の姿を見るたびにいつも、自分はアニメ一筋になって生きることもできない、パソコンなんかなくても鉛筆一本で表現できるわけでもない、自然も知らない僕は人間失格だ、とまで感じてしまう。

皆さんからしたら、「そこまで感じなくてもいいのでは？」と思われるかもしれません。でも、僕はずっとこの道一筋でやってきた頑固おやじみたいな人を見て、完全に自信を失ってしまっていたのです。

そんなときにこのカンダバシの言葉を見つけました。

「『この道一筋』は身に合いません」

ふわーっと力が抜けて、正直泣いちゃいました。そんな言葉を今まで誰も僕にかけてくれなかったからです。しかも、その言葉こそ、僕がいちばん知りたかった言葉でした。言葉は水となって干からびた僕の体の中にすんなりと浸透していきました。

カンダバシという賢者と出会い、僕は、それまでの矯正された目指すべき人間像みたいなものから、パッと離れることができました。その瞬間に、僕に声をかける人の重要性を感じたのです。

僕は自分に声をかけてくれる父親のような存在をカンダバシを参考に自分で作ったらいいんだと思うようになりました。僕にも子供がいたからかもしれません。宮崎駿は自然が汚れていくこの世界を見ながら憂えてます。なにも経験を得ず自然とも触れ合わない子供たちを見て憂えてます。だけど、そんな宮崎駿が作ってるものはアニメです。テレビに釘付けです。おいおい、ちょっとそれはおかしいんじゃないか。僕はカンダバシと出会って、生まれてはじめて、芸術方面の父である宮崎駿に言い返したのです。すみませんね、宮崎駿さんにはなんの非もないのですが、しかし、それでも心の中で僕はそう言い返す必要があったのです。

躁鬱人は少数民族であり、さらに自らの素性を明らかにすることはほとんどありません。つまり、生き方のモデルのようなものがなかなか見当たらないんですね。

その11
人の意見で行動を変えないこと

そのため、非躁鬱人たちが作り上げてきた「大人とはこうあるべき」という姿にかなり影響を受けてます。

そんなことしたら、躁鬱人の特性がまったくなくなってしまうのに、躁鬱人専用のモデルケースがないために、つい非躁鬱人の大人になろうとしてしまいがちです。しかし、そうすると、昔の僕みたいに体がガチガチになってしまうので、ぜひとも気をつけてくださいね。

いまだにモデルケースはありません。しかも、躁鬱人というのは**「誰かみたいになる」ということが体に合っていません。**ほうっておけば、自然と自分でやりやすい形を見つけていきます。しかし、大人とはかくあるべきだ、という非躁鬱人の思考が社会全体を覆っているために、のびのび自由に好きにやるという生き方を全否定されたような気になり、気づくと、そんな愉快な躁鬱人の思考は鳴りを潜めてしまってます。

これはどんな躁鬱人にもありうることです。この社会の中で、非躁鬱人たちの中で、われわれは自分の特徴を声高に主張することができません。衝突を避けるからです。人の顔色を見るのが得意だからです。そうやって周りに上手に合わせることで生き延びている。しかし、それではいつまでたっても欠落を抱えたままで、躁鬱人本来の生き方ができません。

ちょっとだけ、ちょこんと肩を叩くだけで、きっと変わります。コツをいくつか知ってるだけでいいんです。**自分に「声をかけてあげる」ことを覚える**んです。われわれ躁鬱人はまわりの非躁鬱人たちから忠告を受けすぎてます。彼らも悪気があってやっているのではないんです。非躁鬱人の大人としてかくあるべきという姿があるので、それをあなたにも伝えているだけです。彼らには彼らなりの教育があるということです。しかし、それは躁鬱人の体には合いません。

はっきり言うと、躁鬱人には教育が必要ありません。教育など必要ないということを、教育する必要があるんです。好きにやったほうがいい。そのほうがラクに生きていくことができます。努力は敵です。**やりたくないことをやらないでください。**本当は、ジャングルの中でなら、サバンナの上でなら、あなたはきっとそうやって生きているでしょう。しかし、ここは違います。帝国です。非躁鬱人たちによる帝国。実はその帝国を作った張本人だけは、躁鬱人なのですが。

なにか共同体が勃興するとき、そこには躁鬱人がいます。しかし、彼はすぐに疲れます。鬱になります。もしくは死にます。その後、非躁鬱人たちが共同体を運営していくことになるのです。彼らはリーダーを探すかわりに、ルールを作ります。そして、誰がリーダーでも変わらない社会を作り出します。その成れの果てが今の

その11

人の意見で行動を変えないこと

社会です。そんなわけでわれわれ躁鬱人にも、そのような共同体を破壊しないような、ものわかりのいい大人になれという教育がなされるわけです。

しかし、今や共同体は崩壊してしまいました。皆さんも周りを見ればわかるでしょう。次なる共同体を作らなくてはならない時期にさしかかっている。つまり、リーダー、僕が言うところの酋長が必要なのです。そして、酋長は常に躁鬱人が担います。たった一人で担います。だからこそ、僕の場合は新政府を作りました。そして、その内閣総理大臣を自称しているわけです。これは冗談ではなく、新しい共同体の酋長になるという僕からの宣言なわけです。しかし、まだ今は僕の評価はお調子者、ひょうきんもの、でとどまっています。それが非躁鬱人たちからの今の段階での評価です。仕方ありません。

しかし、あきらめるわけにはいきません。絶対にあきらめないのが躁鬱人の特徴でもあります。なぜなら、忘れることができるからです。受けた傷が深かろうが、また鬱が明けたとき、すべての辛さを忘れて再起するのです。

あなたもそんなところがありませんか？　人から勘違い野郎と言われているところが。僕が言ってる新政府だって、冗談みたいでしょ。そうです。躁鬱人は冗談が得意なんです。それでいいんです。遊びですが、なにかが起きたときにだけ遊びじゃなくなります。そのとき、事態が動きます。それまでは三年寝太郎でいいんです。

再びカンダバシの言葉に戻っていくことにしましょう。

「『この道一筋』は身に合いません」

もうこれは頭に入りましたね。浅く広く生きていきましょう。浅く広く生きていることに自信を持ちましょう。

なぜなら、この移動する機会を制限されて、平気で自宅待機するような社会では深く狭く生きることが求められますが、移動を主にしていた太古の人間は、そんなに一ヵ所で深く作業に集中していたら、それこそ飢え死にしてしまいます。浅く広く、木の実でも魚の頭だけでもなんでもいいですから食べられるものだったらなんでも拾って食べたほうが生き延びやすいのです。そういった狩猟採集能力を発揮するときに、いちばん必要な力が、この浅く広く物事を動いているものとして焦点を合わせずに見る力です。

さて次です。

「『吾が・まま』で行かないと波が出ます」

これもどうですか？　ラクになりますよね。そうですよね。

すぐ人に合わせてしまう躁鬱人はよく「俺、なんでもいいよ」とか言ってしまいます。事実、どんな状況だろうと、ささっと体を合わせることができます。人が我慢してこちらに合わせている状態がなんとなく落ち着かないんですね。それよりも自分が我慢するほうを選んでしまう。

これにも注意が必要です。われわれ躁鬱人はとにかく人に合わせることができますし、なんでもいいとつい口にします。しかし実は、**「なんでもよくありません」**。そのときにどうしたいかが常にはっきりとわかっています。

例えば、妻が食事を作っていて、子供たちも腹が減ったと言っていて、あなたはなにか好きな作業に夢中になっているとします。「ごはんよー」と呼ばれました。でも、実はあなたはまだ作業に没頭したい。しかし、それはさすがにみんなに悪いなと思う。そうすると、もっと続けたいのに、作業を止めて、食事に向かいます。しかし、なんとなく落ち着かない、なんてことになります。こういう一見、どうでもいいじゃん、ごはん食べてまたやればいいんだからってことに、意外と精神的負担を感じてしまいます。

それよりも「みんなで食べててね。僕は自分がやりたいことを途中でやめてしまうと体の調子が悪くなるから、もうすこしこの作業に集中します。僕のことは気にせずにお願いします。たぶんあと30分くらいで落ち着くから、30分後に食べます」と伝えると、すごくラクだし、ただでさえ楽しくやっている作業が周りからもっとやっていいよと言われてさらに楽しくなります。こうやって細かいことで、ハメを外す、枠から出た作業をすると、ガス抜きになってさらに体調はよくなります。みなさんも、一度、みんなでなにかをしなくちゃいけない状況になったときに、断って自分の作業に思いきって集中してみてください。

実は、ちゃんと理由があって、集中したいので参加できないと声に出したら、ほとんどの場合は受け入れられるんです。それを受け入れられないと勘違いして、自分を捻じ曲げてきてしまっている躁鬱人がかなり多いですので、ぜひ試してみてください。

家で音楽を作りたいのに、会社の同僚に飲み会に誘われたら「僕、音楽家ってわけではないんですが、今、オリジナルアルバムの録音をしていて、もう少しで完成するので、今日は飲み会はお休みして、家で作曲しに帰ります。もしも完成したら、皆さんにも聴いてもらいたいです」と言いましょう。ちょっと変なやつみたいな顔をされると思いますが、されてかまいません。こいつは飲み会にはほとんど参加しないんだなと思わせるとどんどんラクになります。どうせ非躁鬱人の会社の愚痴とかを聞いていても、退屈ですから。

愚痴というものは本当に退屈なのですが、非躁鬱人にとって愚痴というのは、やりたくないことをやっているストレスを緩和させる大事な作業なんです。もちろん彼らには大事なことですが、躁鬱人にはいっさい関係なく、効果もなく、退屈でしかありませんので、参加しないようにしましょう。あなたが主役となって、バーで音楽について語れる飲み会にだけ参加すればいいのです。とにかく「あいつはそういう人だ」と思わせることが重要です。多少変な人と思われてもかまいません。

変な人、ってのは、ただの褒め言葉です。

なにかに夢中になっている人のことを非躁鬱人はつい「変な人」と言います。躁鬱人は人のことを変な人だとは言いません。なにかに夢中な人を見つけると、つい気になってしまうからです。徹底した快楽主義者でもありますから、面白そうなことならなんでも首を突っ込んでみたいんです。そんな人を排除することなんか考えもしません。そういう変な人と言われている人を見つけたらぜひ声をかけてあげましょう。きっとあなたに新しい楽しみを提供してくれるはずです。

さらに進んでいきましょう。

「『私さん、私さん、今何がしたいのですか？』と自分の心身に聴いてみながら行動すること」

これはすでに僕の血肉となっているため、この講義でも何度も言ってきました。あなたたちももうわかってますね。常に自分に聞くんです。なぜなら、「なんでもよくないからです」。やりたいことはもう体が知っている。それでもつい人のことを優先してしまいますので、ここは一つ、いつも自分に「今なにがしたい？」と聞いてみてください。

「自分の生活を狭くしない事」

これもカンダバシの言葉ですが、もうすでに僕の言葉になっているところがあります。ついつい受験に集中するあまり、部活を辞めようとするが、辞めなくていい。できるだけ多彩に生活を送ること。ここでも何度も言ってきたあのことです。人は大学に行くと、高校の友達と遊ばなくなり、仕事につくと、大学のときの友達、昔バンドをやってた仲間とは会わなくなっていきます。それが年をとるということだ、

その11

人の意見で行動を変えないこと

という人もいますが、それはみな非躁鬱人です。非躁鬱人は少しずつ、自分たちの生きる領域が決まっていき、定位置で生きて行くようになります。なぜか？　それはそのほうがラクだからです。

しかし、躁鬱人はまったく違います。真逆です。

一ヵ所にいると窒息するので、できるだけ移動しましょう。もちろん移動すると心臓が疲れるので、よく横になるのは忘れずに。草っ原でも石の上でも道路の上だって横になるのが本来好きなはずです。トム・ソーヤみたいな感じで生きると、すごく心地よくなるでしょう。

引きこもりのトム・ソーヤはいません。勉強ばかりしてたらおかしくなります。仕事もして、料理もして、家族サービスに明け暮れ、友達と釣りに行き、週末にはバーベキューの準備をしてあげて、困っているお年寄りをどんどん助けましょう。感謝の言葉を聞くことがなによりも治療になります。思いついたことはどんどんやってみましょう。

やることが増えれば増えるほどラクになります。疲れていたら、その場で昼寝を1時間しましょう。そうやって途中に昼寝をいれるということを忘れなければ、なんでもやっていいです。

嬉しいでしょ？　**その代わり休憩を挟むんですよ。**横になって。トム・ソーヤみたいに木の枝をくわえて心臓を休めてください。あとは生活をできるだけ広げてください。生活を浅く広く思いつくままに広げるのです。それがあなたにとっての健康的な最低限の生活です。**「広く広く手を出す事。頭はにぎやかにして」**とカンダバシも言ってます。

「あっちふらふら、こっちふらふらがよろしい」

カンダバシのラクになる言葉が怒濤のように続きます。「あっちふらふら、こっちふらふらばかりでなにやってるの！」とかしか言われてきませんでしたよね、われわれ躁鬱人は。

これも先ほどの浅く広く、そして生活を狭くしないこととつながってますね。これはわれわれの特徴です。今の社会ではそこまで求められていないかもしれませんが、太古の昔では先陣を切ってました。必要でした。

でも、今だって必要とされることはたくさんあると思いますよ。普通の会社で働くのはちょっと大変なところもありますが、営業では好成績でしょうし（波はあると思いますが）、介護サービスなんかもいいでしょう。僕のところに電話してくる人では風俗業界で働く女性なんかも多いですね。自分の体を駆使してお客さんを喜ば

その11
人の意見で行動を変えないこと

せるなんて、躁鬱人にとっては最適かもしれません。僕も一度、添い寝をしながら女の子を励ましてあげる「パブリック・ピロー」という会社を立ち上げようと妻に企画書を提出したことがありますが、断られてしまい、企画書だけが今も残ってます。

とにかくシャキッとした人、ちゃんとした人になるのは今日かぎりでキレイさっぱり諦めましょうね。**一流の中途半端な人、器用富豪を目指しましょう。**なんでもできるはずです。適当ですけど、雑ですけど、だいたい感覚でなんでもできます。そして極めようとも思わず、やって楽しかったらそれでよくて、飽きたら終わります。

飽きたら会社も辞めたらいいんです。かならず次にまた面白いことを見つけますから。会社に入ったら3年くらいは通えって親父が言ってたなとか、非躁鬱人の物言いが頭をかすめるかもしれませんが、そのほとんどは躁鬱人にとって有害なので、気をつけてくださいね。

あなたは荒野にいます。焼け野原です。でも、その代わり自分で自分なりの操縦法を見つけて、一人で自立するのです。ルールはいりません、毎日変わるんですから、ルールも毎日変えましょう。

「やってみて良くなかったら止めたらよいだけです。
生活が広がるほど波が小さくなります。
用心のためと思って、それをしないで
じっと我慢していると中々良くなりません。
窮屈がいけないのです。
一つの事に打ち込まずに、
幅広く色んなことをするのが良いでしょう」

カンダバシシャワーをみんなで浴びましょう。そうです。この言葉たちが僕たちをほぐしてくれます。なぜかというと、われわれ躁鬱人は今まできっとそうやって生きてきたはずだからです。ところが、少しずつ、年を重ねていくに従って、非躁鬱人の大人のルールみたいなものを耳に入れてしまったんです。それで行動を変えてしまった。

人の意見で行動を変えないこと。

躁鬱人に大事なことはこれです。人の意見は常に「無事にその行動を実行するため」だけに取り入れてください。

その11

人の意見で行動を変えないこと

なにかをしないために人の意見を取り入れてしまうと、そのまま窮屈な人生になります。そんなの躁鬱人にとっては人生ではありません。ただただ自由のために、好きに生きるために、のびのびと生きるために、浅く広く、そして、人々からの意見も灯台として耳に入れ、先へ進んでいきましょう。後ろにはまったく興味がありません。反省できない躁鬱人は猿以下の生物です。それでいいんです。

しかし、なにか大きな危機がみんなに社会に世界に訪れたとき、躁鬱人はそのとき初めて自分自身が酋長という、躁鬱人がいちばん向いている、いろんなことがそこそこできるためにあの手この手を使って人々を一つにつなぎ合わせる職業の末裔だったということに気づくのです。そして、それは百年に一度くらいしか起きません（笑）。

その12

孤独を保ち、いろんな人と適当に付き合おう

さて、僕の講義もいよいよ終盤戦です。ここはひとつ落ち着いて、カンダバシのテキストを読むことにさらに集中していくことにしましょう。6段落目の真ん中あたりです。

「色んな人と付き合えば、薬は要らなくなるか減らせます」

躁鬱人について書いてある本の中で、もしくは病院で医者から「薬は要らなくなるか減らせます」という話を聞いたことがありますか？　僕はありません。

躁鬱人にとって、精神科医から渡される薬を一生飲み続けるのは当然のことになってます。おかしいなと思ってはいるのに、誰も疑いません。かならず躁鬱人は、鬱状態のときは薬を飲もうとしますが、躁状態になると完治したと勘違いし、もう自分には薬はいらないと言って、突然やめます。ところが、当然のように陽は昇り、また落ちていきますので、しばらくするとちゃんと鬱状態へと移行していきます。そして、自分が薬を飲んでいなかったことを思い出し、また飲み始めることになるのです。

僕も毎回、これをやってしまいます。現在も、しばらく前から薬を飲むのをやめています。コロナ禍で病院に行けなかったことや、担当医が転勤することになったとかいろんな言い訳はありますが、全く薬を飲んでいません。でもまた鬱状態に入ったら、飲み始めるんだと思います。と書きながら、そっかまたやめようとしているんだと思い出し、今日、やっぱり病院に薬をもらいにいこうかなと思ってます。

僕はこの講義のために毎日8000字ほどの分量の原稿を朝書いて、大学に向かうのですが、そんな分量はとてもじゃありませんが、普通の精神状態では書けません。皆さんも試してみたらいいと思いますが、はっきり言って無理です。つまり、お前は躁状態なんだろ、ただのシャブ中みたいになってるからでしょ、寝てないでしょ、ご飯食べてないでしょ、観念暴走始まっちゃってるんでしょ、と思われるかもしれませんが、皆さんが毎回講義に出席してくれていることが証明してますが、まったく躁状態ではありません。論理も破綻していないはずです。

ちなみにこれは僕の意見ではありません。躁鬱人が自分で言う「いや、今は躁状態じゃない」という言葉はいっさい当てになりません。周囲の人がそう言って初めて、躁状態じゃないと認定されるわけです。つまり、躁鬱大学の担当編集者が見たところ、論理も破綻してないし、電話の応対も落ち着いている。なによりも原稿が面白い。躁的なところは見受けられるが躁状態ではないとのことです。

確認する必要があるのは睡眠時間です。僕は昨日夜9時に寝ました。起きたのは2時半です。そのまま少しむにゃむにゃして午前4時に書き始めてます。つまり7時間横になっている。僕の目安ではそれであれば十分睡眠はとれているということになります。さらに他者からの評価も躁状態ではない。それなら、僕の中ではとても健康な状態です。

躁鬱人には科学的証拠なんかどうでもいいですから。それよりも感覚的に合っているかどうかだけなんです。医者が言うとおりにちゃんと薬を飲まないと、なんて気持ちでやってたら、すぐに窮屈になりますから、かならず鬱になります。**心地よければすべてよし**、なのです。だから自分に都合のよい言葉をひたすら集めていけばいいのです。堅苦しい医学書なんか読むと、読んでいる行為だけで、その内容はともかく、体調が悪くなります。背筋をしゃんとして、躁鬱病を理解しないといけない、みたいな堅苦しいことを始めると、体調は悪くなります。真面目になればなるほど悪化します。適当にすればするほど、感覚的に動けば動くほど、ラクになります。

なんで今、僕はこんなにラクになったのか。前の講義でもお話ししたように日課を作ったということが理由の一つでしょう。

昨日も夜9時に寝て、朝4時に起きました。毎日原稿用紙20枚分（8000字）の原稿を書いてます。この2週間で、原稿を書くのを休んだのは1日だけです。僕は休みの日は特に設けていません。休むと調子を崩すので、休みの日を作らないようにしました。そのかわり、だいたい毎日朝9時には原稿を書き終えてますから、そこから次に絵を描き始める午後2時くらいまで5時間休みにしてます。1週間だと35時間休める計算になりますので、週休1日半となります。執筆を休むと、戻すのにとんでもなく力がいるので、この休み方のほうが効率がいいようです。しかも作品制作が進むので、とにかく充実感がハンパないです。

躁鬱人は休みの日に暇を持て余していると、むしろ体調が悪くなります。逆に充実すると、その充実した時間自体があなたを癒します。もちろんやりすぎると体を壊すので、毎日書く分量を決めて、それ以上は書かないことにしてます。これまでもさまざまな日課を試してきましたが、この最新版の日課はとても体に合っているようです。

それと同時に、カンダバシが言うように人付き合いの面でも工夫をこらしました。まず躁鬱人は一人だと機能しません。一人だとたぶん死にます。退屈すぎるからです。これは何度も話してきましたよね。しかし、人といるとこれまた疲れてしまいます。これは人の観察をしすぎてしまうからです。一人ではいけないが、人といるのも限定する必要がある。しかし、カンダバシは「色んな人と付き合えば、薬は要らなくなるか減らせます」と言うのです。

カンダバシ語録には「自分の長所が生かせる」という項目もあります。つまり、**「自分の長所を生かしていろんな人とつきあうと、薬が要らなくなる。結果、躁鬱の症状はほとんど出なくなる。躁鬱人としての特徴を最大限に生かした生活を送ることができる」**というわけです。

これは福音です。やるしかないじゃないですか。しかも、内容的にもやってみたいことじゃないですか。ということで、僕はひたすらこれを実現する方法を考えて過ごすようになったというわけです。果たして実現できたのか？　まだわかりませんが、今のところの僕の感想としては、かなりイイ線はいってそうです。

　実際どのようにいろんな人とつきあっているかをお話ししてみたいと思います。ある一日の僕の様子です。

(1) 朝4時に起きる。起きると、仲のよい女の子に「おはよー」とメールを入れます。これはメールを送るのを日課にしていいですか？　と聞いて、いいですよ、と言ってくれたので送るようになりました。

(2) 昨日、山梨で僕が開催している絵の個展に来てくれた友人の写真家石川直樹くんから感想メールが来てたので、今度は熊本に遊びにおいでよ、と返信しました。かつ躁鬱大学のこともお知らせして講義録がｎｏｔｅにあるから読んでみて、とリンクを送りました。

(3) ツイッターでフォロワーの方にいつもの朝の挨拶「おはよー、さ、原稿書くぞ」と打ち込みました。これ自体も僕なりの人付き合いなんですね。ツイッターで僕を知った方が「お会いしたい」と電話をかけてきてくれることがあるのですが、それはすべて断ってます。僕は会いたい人にしか会いたくないので、会いたいと言われても知らない人ですから、会いたいとは思いません、と説明してます。ただインターネット上で適当に会うのが知らない方とはちょうどいいんですね。さらに起きたとツイッターで書くと、かならず、2人くらいから電話がかかって来ます。それで早く仕事がしたいので短くていいですか？　とそれぞれ断りを入れて、5分ずつ話します。

(4) いちおう朝寝ている家族の顔を確認して、原稿を書き始めます。

この時点でもうすでに仲のよい女の子、石川直樹、いのっちの電話の2人、家族を合わせた計7人と連絡をとってます。フォロワーは7万5千人いますから、7万5千7人と連絡を取っているような感覚でいるようにしてます(笑)。ま、そんなことはないのですが、そういう人づきあいをしているという感覚を得るためだけにツイッターをしてます。もちろんそれだけだと生身がありませんので、退屈で鬱になると思いますが、生身にプラスアルファとしてはとても有益です。

(5) 原稿を書いているときは一人ですが、書き終わると、橙書店の久子ちゃん、そして仲のよい女の子、担当編集者の梅山くん、この3人にその日の原稿を送ります。これで朝9時。

（6）原稿のあとは、着信履歴のあった番号にいのっちの電話を折り返します。休憩がてら横になって電話してます。この日は4人でした。いつもこれくらいです。

（7）友人から、ホテルの設計をしているのだがそこで使うスリッパを探してほしい、という依頼がきました。これは仕事ではありません。僕はいろんなお店を探すのが好きでよく知っているので、こういうものがほしいんだけど、どこかにない？　しかも知り合いなら特注とか頼める？　みたいな依頼がよくあります。これも仕事ではありません。依頼を受けるのは躁鬱人の特性を活かすという目的のためです。つまり健康のため。雑貨系、料理系、芸術系、あらゆる角度のお店を探しに行きます。人に伝えるためだし、いろんなことを知っていると思われるためです。もちろん、探す行為自体も、お店の人と仲良くなったり、新しい蓄積が増えることで体調がよくなるので、とにかくお店探しは、いろんな局面で活躍します。

（8）お昼ご飯を食べたあと、友人の女の子の家に行き、彼女が疲れていたので僕が通っている鍼灸院に連れていきました。少し遠いところにあるので、車で送ってあげたのです。鍼灸院の夫婦とはとても仲がよく、15歳からのつきあいです。僕に躁鬱人としての健康、つまり心臓の大切さを教えてくれた恩人でもあります。そして、僕は体調が悪い人をこの鍼灸院に紹介する、仲介人の仕事もしてます。もちろんマージンはもらってません。そして、よく人を車で送ってあげます。それだけで人の役に立って喜ばれるのでオススメです。僕の場合は早朝に仕事が終わっており、休み時間がとにかく長いので、こうやって人の役に立つようにしてます。

（9）その後、アトリエに行きました。アトリエは現在、熊本市現代美術館を使わせてもらってます。アトリエに行くと、学芸員の池澤さんが待ってくれてます。小柄でとても可愛い方です。そして、昨日作った僕の絵などについて話をします。それでも話すのは5分くらいです。すぐにアトリエで制作を一人で始めます。2023年にこの美術館で僕の過去最大規模の個展が開催されることになっているので、それまでここを使わせてもらうことになったのです。もちろん家でも仕事はできますが、こうやって、他のところを使わせてもらうと人づきあいが当然増えます。できるだけ他のところで作業するということを僕は実践してます。美術館ですから、掃除のおばちゃんもいます。この人が僕の絵が好きで、いつもあの絵がよかった、この絵がよかったと感想をくれます。僕は昔からこの掃除のおばちゃん、売店のおばちゃんが好きで、話をしつづけてきました。

(10)それが終わると、すぐにその日に描いた作品を、美術関係の僕の仕事を見てくれているキュレーターズキューブというギャラリーの旅人くんに送りました。彼は「この風景画はだいぶいいからシリーズにして描いてみて」と言われました。彼はこうやっていつも僕が描きあげてわからなくなっている作品に対して次の道を提案してくれます。さらには僕に絵の描き方を教えてくれた角田さんという画家にも送りました。「めちゃ綺麗だ、ぼんやりとした光に溢れてる、開眼したみたい、なんかあった？笑」というメールが返ってきました。

(11)畑に向かいました。畑ではヒダカさんという地主の方に会いました。この人が優しすぎて、しかも新聞連載で僕の記事を見つけてからは、僕の仕事が気になって、ツイッターまで読んでくれているらしいです。隣の畑のシミズさんからは「あなた本作ってるんだって、次は畑の本でも作ったらいいじゃないね。そしたら、私たち畑仲間も一緒に書きたい、共著出しましょうよ」と大胆な提案がありました。畑には家族を連れて行きました。最近畑を通じて、家族とのつきあい方も変わっています。アオが特に必死に草取りをしてくれて楽しいと言ってます。畑の隣の廃屋には野良猫のノラがいます。最近知り合いました。

⑿午後7時に家に帰ってご飯を食べて、いのっちの電話を3人ほど聞いて、ギャラリーの人と次の展覧会の打ち合わせをしたのち、今度ニューアルバムを出すので、メンバーの寺尾紗穂ちゃんと話したり、マネージャーの平川さんとジャケットデザインについて話したりしてたら眠くなったので、寝ました。

こうやって書くと、毎日疲れそうですが、実際にはほとんど人に会っていませんし、友人とも多くがメールか電話でのやりとりです。

これはコロナ禍だからではありません。僕はもともとそうだったのです。僕の仕事の大部分が東京を中心に進んでいますし、友人も実は東京のほうが多いです。だからリモートワークするしかなかったのですが、それがよかったみたいです。僕は飲み会に参加すると、すぐ疲れたり、女の子を好きになって、ヘマをしてしまいます。ゆきずりのセックスは楽しいですが、やはり疲れます。そして、妻に申し訳ないと思うので、落ち込みます。東京にいた2010年頃まではそういったこともしていたのですが、今ではまったくなくなりました。

今、実際に会う友人は、橙書店の久子ちゃん、アトリエの池澤さん、掃除のおばちゃん、そして畑仲間くらいです。しかもそのどの人たちとも話すのは5分くらい、

その12
孤独を保ち、いろんな人と適当に付き合おう

長くても1時間以上になることはありません。それなのに、この日だけで20人以上の人と連絡をとってます。しかも、文学、音楽、美術、畑、鍼灸院、お店調査、いのっちの電話、車送迎、とさまざまな分野の人と会ってます。

それぞれの人は重ならないほうが楽しいです。そうすると、それだけまったく違う角度の対話が行われるので、心にどんどん風が吹くのです。多様な刺激が脳みそに送り込まれます。しかも、仕事は朝いちばんに終わっているし、横にはなっているし、実際に人にはほとんど会っていないので人酔いみたいなこともまったくありません。これが僕が今の時点でいちばん体に合っている人付き合いの方法です。

知らない人とは一人も会っていません。会うのはトークショーや展示などでお客さんとしてきてくれるときだけです。プライベートではいっさい遮断してます。そのかわりいのっちの電話でいつでも連絡がとれるようにもしているのです。知らない人と一緒にいるだけで、気を使って、大変ストレスになるんですね。そのかわりトークショーは、僕が主役で思うままに話せばいいだけで、人と接していてもまったく疲れません。むしろ元気をもらいます。トークが終われば、打ち上げもせずにホテルに帰ってきます。そして、友達と一緒に気になっていたお店に行って、ビールかワインを一杯飲めばもう満足して、幸せな気分のままベッドで眠ることができます。

躁鬱人ライセンス初級の人は、鬱状態のときはまったく誰にも会わずにいる一方、躁状態になると突然、知らないお店に入って、知らない店員さんにたくさん話しかけたり、昔の友達を思い出して突然電話をかけたりしてしまいます。それではやはり疲れてしまいます。知らない人と話すのはいつも元気なときなので、鬱状態になるといっさい話しかけることができず、友人関係みたいなものを築くことも難しくなってしまいます。ですので、躁鬱人はまず「**知らない人には会わない、話しかけない**」ということを頭に入れておきましょう。

もちろん知らない店は入っていいですよ。新しい刺激になりますから。しかし、ただ商品棚を見るだけにしてください。メニューにある料理だけを頼んでニコニコしながら黙々と食べてください。決して知らない店の店員さんに、ああだのこうだのと声をかけないことです。相手が迷惑がるだけでなく、なによりもあなたが疲れます。とにかく**ほどほどの知り合いを無限に増やすことが重要**です。人づきあいは、躁鬱人の安定した不安定さを保つ肝なのです。

最後に躁鬱人の人づきあいについてのコツをお話ししましょう。

まず躁鬱人はとても孤独です。なぜならそれをあなたが選んでいるからです。そうやって体をラクにしているのです。人がいないとまったく機能しないのに、一緒にいると相手のことを考えねばならず、単純に疲れてしまう。だから「どうして私は孤独なんだろう……」と落ち込むのはナンセンスです。しかし、孤独のまま一人で一日を過ごすと退屈かつ窮屈、人との対話がなされないため、どんどん体はおかしくなっていきます。

そこで孤独のまま、友達を百人作る作戦が必要になります。**孤独なのに、孤独と感じなくていいような環境**を設計してあげたらいいわけです。

まず最初の一人が重要です。この人は鬱状態のときでも躁状態のときでもどちらでも会える人である必要があります。かつ、友達を100人作ったとしても、その内の99人とはいっさい会いません。会う人でも年に2、3回です。しかし、最初の一人だけは毎日会ってもいいかもしれません。僕の場合で言うと、橙書店の久子さんです。このような人をあなたも見つけてみてほしいです。

躁鬱人のあなたは今は落ち込んでいるかもしれませんが、実は同じだけ落ち込んでいない時間もありました。そのときには気持ちのいい関係になれた人もいたはずです。パートナーといる人はパートナーがそういう存在になりうるでしょう。ですが、僕の経験ではあまり長く一緒にいると、パートナー自体も少し躁鬱人の傾向が入ってくるので（躁鬱人とは単なる体質ではなく、伝染もします）客観的に対応できない場合もあり、その場合はまた別の人が必要になります。

この本の担当編集である梅山くんとももう10年以上のつきあいですが、彼は東京にいるので、毎日会うことはできません。彼も躁と鬱どちらでも会うことができます。でも、同性とはなんとなく鬱のときに会いにくいなと思います。異性でしかも恋愛の対象ではない人が望ましいと思います。恋愛対象ですと、セックスが絡んできます。セックスがいけないわけじゃないですよ。ただ腰と心臓に負担がかかります。腰と心臓に負担がかかると、鬱になるので、セックスは鬱の入り口にあるとも言えるからです。毎日、定点観測してもらえる人ですから、そのようなことにならないほうがいいでしょう。セックスは必要ないのではないか、ということが、僕が今、躁鬱人としての未来を考える上で次に掘り下げていきたいことです。しかし、まだ答えはありません（笑）。

そのような人がもしも見つかったら、あなたの躁鬱生活はずいぶんとラクなものになります。毎日報告をしましょう。そのときに友達と話すように電話しても意味がありません。そのうち、躁状態でベラベラとしゃべって相手を疲れさせてしまいます。そうではなく、僕の場合だと毎日原稿10枚と決めているのですが、それを送り、見てもらうことにしてます。日記でもいいじゃないですか。毎日なにかの花の写真を撮るとか、ピアノを即興で弾いたものを送るとか、そのように一枚なにかを噛ませてください。直接的な思いを電話や会って伝えるだけだとうざがられます。手紙を毎日送るような感じで、相手が読む時間を選べるようにしておきましょう。

　誰もいない場合どうするかって？　そのときは迷わず、僕に連絡をしましょう。もちろん、僕は毎日電話を受けることはできませんが、どんな手紙を送ればいいのか相談にのることはできます。それでメールで送ってもらってます。実際にそうやって原稿を送ってくるようになった人もいます。でも僕は会えませんので、あくまでも代替手段でしかありません。あなたには毎日会ってもいいような人が一人だけいるはずなのです。インターネット上でもいいのです。インターネットには本当の友情はないなんて非躁鬱人みたいな真面目なことは言わず、どんどん友達を見つけましょう。

　実際に会う人は一人だけでいいです。もちろん、そこが安定してきたら、その人を中心にして、次の段階へ。つまり、あなたが好きなこと、趣味、奉仕したいこと、長所が生かせること、なんでもいいのでやりたいことを、とにかくやってみてください。その分野で、また最初の一人の友達を作ったときのことを思い出して、分野ごとに一人だけなんでも話せて、毎日ブツを送っても嫌な顔せず興味を持って接してくれる人を見つけましょう。そこまでいくのはちょっと難しいかもしれませんが、この先にやることがあるだけでも楽しくありませんか？

躁鬱病は治らない、薬を飲み続けないといけない、そうは言っても鬱はかならずやってくる、われわれはそう思い込んでます。カンダバシの言葉はそこにメスを入れるのです。治らない治療なんて面白くないじゃないですか。治っていくから満足感がある。夢がある。そう、夢があることしかやれないのが躁鬱人です。

常識を打ち破ることこそがわれわれの使命です。それならみんなでいっせいに躁鬱病を治し、れっきとした躁鬱人の生きる道を生きることで示してみようじゃありませんか！　そのために本などでは、治療することができないと始めから諦めて書かれていない、人づきあいの方法について今日は話してみました。

人とつきあうことは薬の何万倍も効くのです。薬だと思って、人とつきあってみましょう。もちろん孤独を大事に守りながら。

その13 躁鬱超人への道

さて、今日もカンダバシの言葉から始めてみましょう。

「資質に合わない努力はしないのが良さそうです」

ついつい躁鬱人は努力をしてしまいがちです。それはあまりにも適当な自分をなかなか受け入れることができないからでしょう。そんな自分ではだめだ、もっと他の人みたいに落ち着いていろんな物事に取り組めるようになりたい、なんてことを考えてしまいます。僕もそうなります。

例えば、僕は作家業をしているのですが、まったく本を読むことができないんですね。どうにか右から左へ読もうとするんですが、読んでも読んでも頭に入ってこないんです。説明書なら読むことができますが、小説のような抽象的なものだとお手上げです。

それなのに、僕は小説も書いているんです。しかも、その読めない小説よりもさらに抽象的でわけのわからない小説を。だからやっぱりそんな本は売れません。わけがわかりませんから当然のことです。僕も『ノルウェイの森』みたいな読みやすい小説を書いて、稼ぎたいとか考えるんですね。そんなわけでよく「小説家になるための本」とかを読むんですよ。恥ずかしいから言いたくないですけど。そこにはプロットが重要だ、とか、相次ぐ困難によって主人公を追い詰めよう、とか、アクションシーンの分量とかいろいろ書いてあるんです。そして、そういうやり方が書いてある本が僕はとても好きなんですが、自分がやろうと思ってもまったくできません。

いつも僕は頭に突然、情景と言いますか、風景なのか、とにかく現実とは別の景色が浮かんできまして、おそらくそれは他の人にとっては幻覚ってことなんでしょうけど、ただそれを写真を撮影するみたいに文字で描写しているだけなんですね。だから、会話文ではなくて地の文ばかりになるわけです。人間が全然出てこないときもあります。それでも僕は描き写すだけなのでどんどん書けます。しかし、その

その13
躁鬱超人への道

小説ハウツー本には、地の文7割、会話文3割とかって書いてあるんですね。でも、気にしなきゃいいじゃないですか。規格外の人間だと思っているんだから、小説も規格外で書けばいいのに、気にしちゃうんですね。

しかも、そういう本にはかならず「本をとにかく読んで読んで読みまくれ」と書いてある。本を読んだその蓄積があなたの小説の豊かさになるんだと。だから名作を読め。駄作を読んでダメなところを知れ。とにかく本を読め。読まないやつは小説家にはなれない、とまで断言しているんです。

だから読もうとするじゃないですか。しかし、僕はまったく読めない。それでもどうにか毎日1時間だけ読もう、読むだけだとすぐ寝てしまうので、書き写そうと試したりもしますが、次の日にはもう嫌になってます。こんなんじゃ俺はだめだ、どうやって書いていくんだよ、なんだよ俺、作家で食ってるのに、作家っぽくないし、作家ができることなにもできなくてこれから仕事できるのかよ、食っていけないじゃないかと考え始めて、気づくと鬱になってました。

でも、もうやめました。世の中に流通しているこのハウツー本は、売れてます。売れてるってことが重要なんですが、たくさんの人が読んでるわけです。つまり、少数民族に向けて書かれた本じゃないんですね。すべてのハウツー本は非躁鬱人のためのものです。

躁鬱人のハウツー本がないんです。しかも躁鬱人はハウツーをいっさい教わらずに生きてきてますので、すぐこれでいいのかってことが不安になります。答え合わせをしたことがないんですね。答えを知っている人が近くにいませんから。躁鬱人の人生に関しては研究がいっさいなされていません。だからついついハウツー本を探してしまう。

考えても見てくださいよ、僕は30冊近くも著作を書いているのに、いまだに本屋では生き方のハウツー本とか小説のハウツー本とか、鬱のときにどう過ごすかって本ないのかよって探してばかりなんですよ。恥ずかしいじゃないですか。もっとスティーヴン・キングとか読んでエンタメの真髄を知ったほうがいいはずです。

僕は違います。まったくそういうものが読めないんです。はっきり言って面白くないんです。そもそも、そんな小説を書こうと思っても、どう努力したって僕には書けるわけがないんです。一行も浮かんでこない。悶々と机の前で困って、苦しんでます。あ、これは作家っぽい姿ですよね。苦しみながら、どうにか書く、締め切りに間に合わず、死に物狂いで書く、みたいな。

しかし、一方ではこの躁鬱大学のテキストは毎日2時間で8000字も書いちゃってます。そりゃそうです。躁鬱人に関してのテキストは誰も書いてくれないし、言いたいことはたくさんある。何度も自殺しようとしたくらいキツかったけど、カンダバシの言葉と出会って、今は自分なりにサバイバル技術を身につけたので、書きたいことはたんまりあります。むしろ、こんな量を毎日休まず書ける人は、僕ぐらいなのではないでしょうか。躁鬱人お得意の「ありすぎるギャップ」です。

そんなときにこの**「資質に合わない努力はしないのが良さそうです」**というカンダバシの言葉を見つけ、僕は幸福な気持ちになりました。

今まで僕が苦しんでいたのはいつも、壁を乗り越えないといけないと思っていたときだったんです。逆に調子がいいのは、重力を無視して、壁に垂直に立って走り回っているときです。ルールを破って、自分の思いどおりに、そのことだけには忠実に好き勝手にやっているときってことですね。それにはいっさいの努力がいらない。

この講義だってそうです。なんの準備もしてません。カンダバシのテキスト一行をインスピレーションにして何十行も原稿を書けます。水を得た魚の果てしないバージョンです。そういうときだけうまくいくんです。カンダバシの努力についての言葉はまだ遠慮が入ってますが、僕はその言葉をさらに改良し、

「努力は敵」

というシンプルな言葉に変換しました。いっさいの壁を乗り越える作業を回避して、徹底して水を得た魚状態でしか仕事どころか人生も送らないと僕は決めました。

僕は本を右から左に読んで理解することはできないのですが、パッと適当に開いたところから、なぜか自分が今いちばん読みたい言葉を見つけることはむちゃくちゃ得意です。だからどんどん本を買ってます。本棚には気になった本がたくさん並んでます。ほとんど読了してません。でも映画監督のジャン＝リュック・ゴダールの『映画史』は読了できました。これは大学での講義録なんですよね。こうやって人が発言した文章を集めたものは読了できるみたいです。あとは好きな作家の自伝も読むことができます。

そんなわけで、僕は大学の講義風にすれば読めますから、それなら書けます。そして自伝、つまり作品からは知ることができない細かいプライベートなことなら読めますから、書けます。おそらくこの躁鬱大学は大学講義風の細かいプライベートな話になっているはずです。つまり、これなら僕は得意だし、読んでいても楽しいので、延々と止まらずになんの資料も読まずに準備もせずに、こんな分量の本がわずか2週間で書けるんです。

ここにはいっさいの努力がありません。毎日朝4時に起きるのも努力ではありません。ただ起きてすぐ書いていると興奮するから起きているだけです。

毎日8000字書いているのも努力ではありません。ただひたすら書きたいのです。むしろ2万字くらい本当は書きたいです。でもそうすると、次の日果ててしまうので、気持ち良さって毎日味わうとさらに気持ちいいじゃないですか、だから、力を少しだけ溜めておきます。そのこと自体がまた僕を嬉しくさせるんですよね。明日また興奮の時間がやってくるって思うだけで。

そうやって仕事をしていくことで、僕は自分がやりたいことだけしかやらないようになっていきました。努力が必要な仕事はいっさい受けてません。すべてていねいに理由を説明してお断りしてます。ていねいに説明する理由は、そうやって断るとたいてい「わかりました」と言って二度と仕事のメールをしてこなくなるのですが、ときどき「それは興味深いですね、その理由自体が原稿になりそうだから、本を読まない理由について、もしくは僕の読書法って感じで書いてもらえませんか？」みたいに相手が依頼内容を変更してくることがあります。その人は仕事の依頼はまあ適当な理由づけで、つまり、僕に興味があったんですね。

そうやって自分に興味を持ってくれてる人＝仲間を探すんです。その人は締め切りに多少遅れても文句を言いません。もちろん締め切り前に連絡をとる必要はありますよ。また自分なりの理由＝言い訳を伝えればいいんです。興味を持っている人は「ちゃんとしているかどうか」なんかどうでもいいんです。僕が書いた文章の内容が面白ければそれでいい。

このように興味を持ち、持たれている関係では、通常の仕事の決まりごとから大きく外れて独自の環境が生まれます。この「努力をいっさいしない」という方法は、興味を持ってくれる味方を見つける上で非常に重要な技術になるので、頭に入れておいてください。そうすれば、体がラクになるんですから、言わなくてもおそらく頭に入ってしまうと思います。

さて、またカンダバシの言葉に戻ってみましょう。

「『きちんと』とか『ちゃんと』とかは窮屈になるから駄目です」

これもさっきの「努力は敵」と同じですね。躁鬱人は根っからの適当な人間であるにもかかわらず、人の顔色を見て気持ちをうかがうという矛盾した存在ですので、仕事なんかのときは、つい、適当な自分を押さえ込んで、相手から依頼されたとおりに、それこそ額面どおりに四角四面にやろうとしてしまいます。

しかもその裏には、とんでもない結果を残して世界最高と言われたいという野望も隠れちゃってます。そんなわけで努力も世界最高と言われるためには仕方がないと思って、努力を肯定しちゃうんですよね。でも、かならず窮屈になります。そして、ひどくなれば鬱になります。

そこでこう考えてみるのはどうでしょうか。

「すでにあなたは世界最高である」

ひどい話なのはわかってます。誰でも嫌ですよ、こんなやつ。自分のことが世界最高だと思っている人。しかし、努力しないためには必要な思い込みです。

躁鬱人はお世辞を言われても、お世辞と思わないでそれが真実だと勘違いできる素敵な人たちです。僕が今「自分が世界最高の人間だと思いましょう」と提案すれば、すぐに飲み込んでくれるのを知ってます。少しでも「俺だめかも……」と思うと無駄な努力が発生してしまいます。躁鬱人は自信を持って行動しないかぎりうまくいきません。少しでも怯えてしまうとすべてが控えめになり、せっかく素晴らしいパフォーマンス能力を持っているのにうまく発揮できなくなってしまいます。

あなたは世界最高です。世界最高のなにかです。それがなにかは誰にもわかりません。自分にもわかっていないでしょう。でもそれでいいんです。もともとこの道一筋ではないですし、まだ名前を与えられていないなにかの世界最高なのです。

だから周りがあなたの才能に気づかないのも当然です。埋もれた天才です。埋もれた天才ですから、決して気づいてくれない周りの人たちに怒ったり、力を誇示したりしないでくださいね。「俺のすごさが、なんでわからないんだ」なんて言う人は自分の力のなさを恐れている人です。われわれ躁鬱人はすでに世界最高なのですから、安心していてください。今は気づかれていなくても、いずれかならずその才能は漏れ出てしまいます。

だからこそ、あなたはリラックスしていればいいんです。世界最高だと心の中で感じながら、自信を持って、でも、能ある鷹は爪を隠すくらいの感じで行動しましょう。少し余裕を持って好きなことを好きなだけやるのがいいです。世界最高ですから努力はする必要がありません。あなたが持っているものだけをすべて発揮すればいいんです。依頼に合わせて、きっちりやる必要もありません。カンダバシは**「ちょっとだけはめを外す事がストレス解消につながります」**と書いてます。依頼されたことよりちょっとだけはめを外して、提案するくらいがいいかもしれません。なんでも、やりすぎると下品です。上品にやってみようと心がけてみるのはどうでしょうか。そうすれば指先にまで力を感じて、気持ちよく行動できるはずです。あなたはなにかの世界のイチローであることは間違いありません。だから打席に立つだけで、経験値が増して行くのです。どんどん経験値を増やしていきましょう。

その13
躁鬱超人への道

練習などしなくていいですから、どんどん外に出て行動を積み重ねていきましょう。ただ、注意すべき点はなにかのイチローではあるが、それがなにかは誰も知らない。自分にもわからない、ということです。そのためにこれが仕事だったとき、うまくいく場合もありますが、まったくうまくいかないことも多々あります。いっさいその才能に気づかれないまま、死んでしまうこともあります。それが躁鬱人の人生です。ほどほどにうまくいけばいい、なんてことは望んでもできません。ムッチャうまくいくか、全然だめかです。

あなたの真価は死後発掘されることが初期設定です。生きている間に成功したいなどという非躁鬱人たちの戯言につきあうと、したくもない努力が必要になります。適当にやりっぱなしで終わらせることができずに、何事もしっかりきっちりという人生になります。躁鬱人にとってそれは刑務所に入れられるようなものでいちばん忌避すべきことです。それよりも野垂れ死にで十分、好きに生きるよ、という人生を選びましょう。そうやって自由な気持ちでやればやるほど、実は非躁鬱人の目には非常に興味深く映るので、仕事は絶えないはずです。

仕事がうまくいっていない人は、自分のことを世界最高だと思っていない可能性があります。劣等感は怒りしか生み出しません。怒りは躁鬱人の中で最も忌避すべき感情です。非躁鬱人にとっては普段穏やかに眠っている力を発揮するために必要な感情ですが、躁鬱人は常にそれくらいの力は放出してるので、実は怒りが不要です。つまり劣等感もいっさい不要です。とにかくまずは自分がなにかの世界最高であることを自覚しましょう。人に自慢する必要もありません。むしろ人前では少し黙っていて、やるときはやる。俺最高だからなあ、と思えるからこそ、人から少々文句を言われても腰を低くして、相手の要求に応えることもできるでしょう。

そのとき、あなたは躁鬱人ではなく、躁鬱超人になってます。

躁鬱超人になるとどうなるか。とてもラクになります。体のコリがなくなります。興奮してひらめきを人に電話することもなくなります。もちろんバカみたいに落ち込んで壁に頭をぶつけたりすることもなくなります。

あなたはなにかの世界最高の、その「なにか」に気づくでしょう。そうすると、あなたはもともと世界最高なのですから、あらゆることを心地よく実践できるようになります。

「なにか」を依頼されたら、気持ちよく力を発揮することができます。素直でいれば、素直になにかをすれば、それがそのままあなたの最高のパフォーマンスになるので、まわりの人は大いに喜ぶでしょう。少しトゥーマッチに仕事を返しても、そのはみ出た部分も喜ばしいものと受け取られるでしょう。

その13

躁鬱超人への道

さらによいものにするために非躁鬱人がいくつか指摘をしてくるかもしれません。あなたは世界最高の自信を持っているからこそ、そんな声にもリラックスして耳を傾けられると思います。あれほどいいなりになることを恐れていた躁鬱人時代が懐かしくなります。

まだ怒られることもあるかもしれませんが、それはその人がイライラしているだけだ、とすぐに察知して、「僕でよければ、なんでも言ってください」という姿勢で接することができるようになります。それ以外の時間はすべて、あなたが気づいた「なにか」を徹底して人に与え続けます。とんでもない平和をもたらすことができるのが躁鬱超人です。それは躁鬱人であるあなたが到達する最終的な姿です。

そのためにも「資質に合わない努力」はやめ、「きちんと」とか「ちゃんと」することをやめてみましょう。とにかくのびのびと好きに生きるのです。

さらにカンダバシは、続けてこう言います。

「のびのびするためには、
今までやったことのないことに色々と手を出してみて、
あれもこれもとちょっぴりかじるだけがよさそうです。
そして合いそうな事だけをするようにしましょう」

とにかくわれわれ躁鬱人は、この現世のすでに存在しているなんらかの職業の世界最高ではありません。今の職業の区分では見つけ出すことができないくらい別次元のなにかの世界最高なわけです。だから、どんどん違うことにトライしましょう。自分の体に合っているものはすぐにわかります。音が響くように感じ取れるからです。それはあなたが探そうとしているその「なにか」に気づくための道しるべになります。

非躁鬱人的言語の世界に生きていると、このように行き当たりばったりな行動しかできないことに悩んでしまうかもしれません。そんなあなたのために、カンダバシのとっておきの言葉を読んでみましょう。

「気分屋が基本気質ですから、『気分屋的生き方をすると気分が安定する』という法則を大切にしましょう」

そうです。気分屋です。一見、人をバカにするための言葉のように見えますが、それでもこういう言葉がこの非躁鬱人世界に存在するんですから、なんでも使えるものは使い倒しましょう。「俺、気分屋なんですよねえ」と言えばいいだけです。
そうやって、気分屋を身にまといながら好き勝手に思いつくままに、自分の関心領域を宇宙の端にまで広げるのです。飽きたらやめればいいだけです。それはあなたには必要のないことなんです。それでも他のことをやるだけであなたの体はラクになりますから、それだけお得ってことです。
カンダバシはヒントをくれます。

その13
躁鬱超人への道

「コツはまずくだらない事を遊び半分でやることです。
価値のない事、無駄なことから始めましょう。
そうすれば中途で止めてもがっくり来ません。
価値あることをしてしまうと、
しんどくなった時に途中でやめられなくなるから、損です。
逆に無駄なことをどんどんやるのは、
治療に役立つから無駄ではありません」

毎日、目先を変えて生きていきましょう。あなたはなにかの世界最高なんですから。それを探す旅をずっとしていくのです。

旅が先へ進めば進むほど、非躁鬱人世界から脱却していきます。つまり、体がとてもラクになります。躁鬱病だと思って病院に行くことも減っていくことでしょう。薬も減らせるか、やめられるかもしれません。行けるところまでどこまでも行きましょう。探求を止めないでください。俺の人生こんなもんだと思わないでください。とにかく暇さえあれば無駄なことをして、どんどん脳みそに多様な風を送り込んでください。

カンダバシは注意してます。

「しようかと思った事をしないでいるとストレスになります。法に触れない事なら何でもしてみましょう」

「自分の気持ちが動いたものにフッと手を出す、これが大事です」

われわれの体はすでにあなたが必要な新しい刺激のことに気づいてます。それをやらせないのは、非躁鬱人世界であぐらをかきすぎたわれわれの堅くなった頭です。

できるかぎり柔らかく生きましょう。そして、体が求めるままになんでもかんでもあっちフラフラこっちフラフラ、気分屋として、好き勝手に思うままに法にさえ触れなければなんでもかんでも気にせず好きにやってあげましょう。そうやって体に毎日、水やりをしてあげてください。

あなたの適当さに耐えられない人は去っていきます。悲しいことですが、人間皆兄弟ではないのです。この世界は躁鬱人と非躁鬱人、そして、躁鬱人に興味を持っている非躁鬱人の三者に分かれます。純潔の非躁鬱人とはうまくいきません。彼らと仲よくするのはあきらめましょう。近づきすぎるといじめられたりします。できるだけ離れておきましょう。

嫌われても自分のせいにはしないでください。どうせ嫌われるなら早いほうがいい、と考えましょう。そんな中途半端で毎日コロコロ考え方が変わるあなたにも興味を持つ人がいます。とにかく仕事はその人とやるんです。そうじゃない人には近づかない。

どうせあなたは気分屋ですから最後まで完遂することができません。だから食べていくことはもともと難しかったりします。しかし、問題はそこではありません。

われわれ躁鬱人が目指すべきは躁鬱超人であり、あなたがなんの世界最高であるかを探し出すことです。だからこそ、鬱のときの「自分とはなにか？」としつように迫って自分を追い込んでいく問いも、けっして間違いではないのです。

その「なにか」を探す旅。つまり、あっちフラフラこっちフラフラしつづけると心に決めたら、あとは引き返さないこと、歩みを止めないこと。それさえできれば、きっと死後にあなたは偉人となっているでしょう（笑）。

そのための人生なら、生きるってこともそう悪くはないはずです。ちょっと充実しただけで「幸せだあ！」と思えるのがわれわれなんですから。

ちなみに非躁鬱人は、私の人生は不幸だ、終わりだ、絶望だと強く落ち込まないかわりに、「生きてて今とんでもなく幸せだあ！」とわれわれがときどき感じるあの感覚がないらしいですよ。

われわれ躁鬱人は幸福とはなにかを追い求めることができる、希望を狩猟採集する、ハッピーハンターなわけです。生まれてきてよかったね。

その14
実例：躁鬱人の仕事の歴史（坂口恭平の場合）

その14
実例：躁鬱人の仕事の歴史（坂口恭平の場合）

さて、この躁鬱大学の講義もそろそろ終わりに近づいているようです。カンダバシの言葉をきっかけにして、いろんなことを思いつくままに話してきました。躁鬱人であるあなたは、このあなたの体質が病気ではないと少しずつ気づいてきたはずです。

最初のほうでも話しましたが、きっと小学生くらいまではとても健康に過ごしていたはずなんです。僕自身もときどき、落ち込んだり、突然突拍子もないことをしたりはしていましたが、高校卒業までは特に寝込むこともなく、楽しく毎日を過ごしていました。

ですが大学進学で上京し、一人暮らしを始めると突然、躁鬱の波が激しくなっていきました。それでもまだ長期休学したり、部屋に籠ることはありませんでした。しかし大学を卒業し、いざ、仕事を始めようと思ったとたん、やりたくないことをやらなくてはならなくなり、窮屈さが増大し、深い鬱を経験するようになりました。生まれて初めて死にたいと感じたのもこの頃です。

多くの躁鬱人が、学生生活を終え、働くようになってから躁鬱の波が顕著に激しくなり、相談できる人もおらず、解決策もほとんど確立されていないために、どんどんこじらせていきます。躁鬱人で、なんの問題もなく仕事を始められる人は一人もいないといっても過言ではないでしょう。

この章では、躁鬱人に向いている仕事、そして仕事で得られるお金について考えてみることにしましょう。僕も躁鬱人全員に通用する法則を知っているわけではありません。だから、僕自身の経験をもとに個人的な話をしてみたいと思います。

もちろんカンダバシも一緒にいてくれてます。カンダバシ語録の最後のほうで、仕事についての言葉を残してます。まずはそこから読んでみることにしましょう。

「人に親切にするのが好きで、人に好感をもたれる性格だから、人と接する仕事は向いています。

その14

実例：躁鬱人の仕事の歴史（坂口恭平の場合）

例えば営業、水商売、介護職です。人の世話や面倒をみるのが得意です」

人に親切にすること。とにかく躁鬱人はこれにつきます。人の観察が得意なので、すぐに相手の気持ちを感じ取り、その人と共鳴するようなことを話せますし、お客さんからもすぐに気に入られます。僕自身、本音を言えば、性的なサービスをする仕事をしてみたいです。女の人にしてあげるのが本当に心から大好きなのです。一度、妻に性的サービスの会社を立ち上げたいと提案したことまであります。残念ながらすぐに却下されましたが。でも僕自身、ずっとなんらかのサービスの仕事をしているという感覚があります。

早稲田大学の建築学科を卒業した後、僕は就職活動はいっさいしませんでした。そうやって人と並んで、競争して同じ試験を受けて、合格を目指すやり方がどうしても肌に合わなくて、とてもやる気になれませんでした。それでも食っていかなくてはなりません。母親はいい大学に行ったのに就職もしないで、と悲しんでました。しかし、もうその頃にはそういう人たちが言うようなことを、やりたくないのにやってしまうと自殺するだろうなと察知してたので、自分がやりたいようにやると言い張ってました。ずいぶん両親とは衝突しました。何度か泣かれました。

しかし、僕は自分が躁鬱の波で苦しんでいることは言えなかったです。周りの誰にも相談しませんでした。どう相談したらいいのかわからなかったからです。あの頃に、躁鬱大学があったらよかったのになと思います。誰にも相談せず一人で、就職もせずに、でもなにか感じるわけです躁鬱人は。自分に、ひとを喜ばせる力があるとこれまでにも何度か感じてますから。僕もなにかできるんじゃないかとは思っていました。

大学の卒業論文で路上生活者の調査をして、それをまとめたものを印刷所へ持ち込んで製本してもらったんです。それは論文というより、自作のハードカバーの本といってよいものでしたが、卒業論文で一等賞を取りました。こうやって全部、自分でゼロからなにかを作り上げれば、窮屈になることもなく、しかも自分が読んでみたい本を自分で作るんだから、なんだかとんでもなく楽しかったんです。

作家になりたいなあ、とぼんやりと考えました。しかし、作家になる方法も知らず、他になにかアイデアがあるわけでもなかったので、作家になるとは言いながら次の作品になにを作ればいいのかわからない状態でした。とにかく不安でした。でも同時にいつも意気揚々としてもいました。

躁鬱の波がはっきりと躁状態と鬱状態に分かれていったのもこの時期だと思いま

その14
実例：躁鬱人の仕事の歴史（坂口恭平の場合）

す。当時は家賃2万8000円の高円寺の安アパートに住んでいたのですが、あまりにも部屋が狭すぎて、部屋でじっとしていると壁が迫ってくるような圧迫感があり、鬱状態でも寝ていられず、いつも外をぶらぶら歩いていました。

これからどうしていけばいいのかわからなくて、不安でした。でも、就職をするのは窮屈だ。自分には力がある。作家として生きていきたい。音楽も絵も好きだから、いろんなことができる芸術家として生きていきたい。かといって具体的な展望があるわけでもありません。家賃も常に3ヵ月分滞納してました。よく生きてたなと思いますが、不思議と辛い思い出はありません。

さあ、金がないし、就職もしないなら、とりあえずバイトだ、バイトを探そうと思って、いくつか面接を受けましたが、なぜかどれも落ちました。ヒゲを生やして、格好もボロボロの服だったからでしょうか。今でもわかりません。たぶん調子に乗っていたんだと思います。鬱状態よりも、躁状態で面接に行くということが多かったような気がします。瞳孔が開いていたのかもしれません。

そんな僕を最初に受け入れてくれた場所は、築地市場でした。ある面接を受けているとき、面接官からこう言われました。

「あなたは不合格だけど、面白いやつだから、きっと築地に行ったらいいよ。僕も韓国籍で差別されてどこも就職できずに落ち込んでるときに、築地に助けてもらったから。あなたも変なやつだからきっと就職はできない。そういう人を会社にいれないようにするのが面接官の仕事だから。でも、築地は違う。あなたみたいな人だって体が動くならきっと入れるから」

躁鬱人は飲み込みが早いです。言ってしまえば馬鹿なのですが、こうやって面接官みたいな人が面接官らしからぬ言葉を言ったりすると、ついつい鵜呑みにします。この会社じゃ使えないが、それでも僕のことを面白いやつだと思ってくれたんだと、自分に都合のいいように受け取り、喜び、やる気になります。

その後、30代になっても40代になっても、なぜか僕はこういう人の思いがけない一言で、もうダメかと思っていた局面を乗り切ることになります。つまり、一定数、躁鬱人のことを理解する非躁鬱人が面接官とかバイト先の上司とかにいたり、たまたま飲み屋で隣に座っていたりするということです。そんな非躁鬱人に躁鬱人は助けられます。仕事もかならずそういう人をきっかけにはじまります。

僕は面接の帰りにコンビニに行き、バイト雑誌を広げました。すると一件だけ本当に築地市場にある仲卸会社の求人があったのです。電話をかけるとなんとその電話で採用が決まりました。履歴書もいらない、明日の午前4時にこいと言われました。所持金は2、3万円くらいだったと思います。そんなわけで僕は突然仕事をす

その14

実例：躁鬱人の仕事の歴史（坂口恭平の場合）

るようになりました。築地で働いていることを伝えると、両親はがっくりしてました。早稲田大学で卒論が一等賞だったわが子が市場で働くという現実を受け入れることができなかったようです。しかし、食べていくのは僕です。僕は首の皮一枚つながりました。高級料亭などに果物を卸す「遠徳」という店でした。

早朝仕事場に行くと、挨拶なんかほとんどなく、「今日からお前は俺について、お得意さんを紹介するから場所と顔を覚えろ。それぞれに売る値段もなんもかんも違うから、ひとつずつ見て覚えろ。じゃ、俺のターレの後ろに乗れ、出発するぞ」と言われ、仕事が始まりました。ターレとはターレットと呼ばれる市場専用の自動三輪車です。みなさんもテレビなんかで見たことがあるでしょう。あれです。あれに乗って市場内を疾走し、荷台に乗せた果物が入った段ボール箱を、指定された時間に指定された場所へ運びました。市場内はすべて駐車場になっていて、いろんな店の車が止まっているので、注文の品を間違わずに積み込むのです。

僕はあまりにも早すぎる作業に混乱しながらも、いっさい気を使わずに繰り広げられる人と人のやりとりに興奮してました。なにより朝型の僕にとって、午前4時から仕事が始まるのは心地よい経験でした。ここでは躁鬱人の躁状態がうまく合っていたのです。

値段は口にしません。すべて暗号で指先だけでいくらかを伝えます。果物も腐る前がいちばん甘くて美味しいから本日中にセールで売ればきっと稼げる、というようなことを口上と試食で伝えるのです。この仕事は僕にとても合ってました。慣れてくれば、自分の裁量で相手との交渉をすることができました。気づくと、僕は外国産の安いハネジューメロンの腐る寸前のものを安く大量に売りさばく担当になってました。躁状態であれば誰の懐にもサッと入ることができるので、売店のおばちゃんとも仲よくなり、なんだか天空の城ラピュタのパズーとかそんなアニメの主人公になった気分で毎日が楽しかったことを覚えてます。

給料は手取りで23万円と悪くない金額。食事はほとんど築地で無料で果物が食べられたので、それで済ませてました。あとから両親に教えてもらったところ、幼稚園の卒業アルバムには「将来の夢：果物屋さんになる」と書いていたようです。母親からは「お腹の中にいたとき、いつも私が果物食べてたからかな。あなたは本当に果物が好きよね」とよく言われてました。はからずして、なぜか生まれて初めてなりたいと思っていた職業についていました。

所持金2、3万円の人間でしたが、毎日ちゃんと働いていたので、家賃も払えるようになりました。でも貯金はいっさいしませんでした。どうせ働けばまた金が入るからと毎月、しっかり全額使ってました。だから大学の奨学金の返済もいっさいしませんでした。健康保険はどうにか払っていたものの、年金はもちろん払っていません。それでもなんとか食っていくことができるようになりました。

しかし躁鬱人には、躁状態もあれば鬱状態ももちろんあります。鬱のときは本当にしんどかったです。手元がおぼつかなくなるので、よく配達中に果物を道路に落としてしまい、商品がすべて台なしになることがありました。すると上司から怒られます。ラズベリーを100パックすべて落とし、買いとったこともあります。上司に怒られて泣いたこともあります。

その14
実例：躁鬱人の仕事の歴史（坂口恭平の場合）

鬱になったとたん、人と話せなくなります、記憶力もなくなります。このときはまだ躁鬱病という病気のことも知りませんでした。少しずつ市場での仕事も、鬱が怖くなり、躊躇するようになっていきました。そうなるとどんどん物事は悪く進行していきます。僕は記憶力がときどきなくなる、そしてよく果物を落とすやつと決めつけられ、いじわるな上司によく泣かされました。

それでもいじめっこの上司以外はみんな優しく、というか僕のテキトーなところ、ヘマをするところをバカにしつつも、受け入れてくれていたと思います。だからなんでもすぐやめていた僕ですが、2年半くらい仕事が続きました。しかし、いじめがきつすぎて、鬱が治らなくなっていきました。眠れず、寝ぼけながらバイクで市場に通っていたので頻繁に転倒し、一度、眠ったまま赤坂の交差点に信号無視でつっこんだこともありました。危うく車に轢かれて死ぬところでした。幸い、警察官に助けられたのですが。そんなこともあって、精神状態がマックスにひどくなり、僕は本当に死にたくなりました。

そんなとき、今の妻と出会いました。僕には彼女がいたのに、たまたま飲み会で出会い、そのまま意気投合し、つきあうことになったのです。でも、彼女がいるならつきあわないと言われたので、その日に前の彼女に別れを告げました。このように一度に二人の女性を好きになってしまうことがその後も何度かあり、妻にはたびたび迷惑をかけています。

妻は天真爛漫で、僕が鬱のときでも「まあ、今は仕方ないよ。いつも元気になってるから。落ち込んでるときも私には変に見えないけどなあ」と声をかけてくれました。鬱状態の自分を初めて見せた人であり、それを見ても、大丈夫だよといつも言い聞かせてくれた人でもあります。

それでも僕の鬱があまりにもひどくなったので、僕は父に相談し、彼が勤めていた会社のかかりつけカウンセラーを紹介してもらいました。23〜24歳だったと思います。生まれて初めて僕は自分がなにか症状を抱えているかもしれないと誰かに伝えました。

その14
実例：躁鬱人の仕事の歴史（坂口恭平の場合）

男性のカウンセラーだったのですが、彼は精神科医ではないので、診断もしませんし、薬も処方しません。ただとてもウマが合いました。彼は僕に興味を持って、カウンセリングというよりも、どんなことに興味があるのかを聞いてくれました。

彼と話すうちに僕は自分が作家になりたかったことを思い出し、持っていた卒業論文を出版することを考えはじめます。ツテはもちろんありませんでした。

僕は当時、築地市場で働きながらも、午後3時以降は自由がきいたので、その間に売り込みをすることにしました。出版社のことはなにも知らなかったので、高校の同級生の仲がよかった女の子に自分の作品を見せて、どこに持っていったらいいかを聞きました。すると、「リトルモアという出版社だったら、もしかするとあなたの本を出してくれるかもよ」と教えてくれたので、すぐ電話をかけたのです。僕はどこの馬の骨かも知らない人間です。その論文は、論文というよりも写真集と言ったほうがよく、しかも僕は写真家としては素人です。そんな作品が本になるとは思えないと言われました。しかし、自分で製本した自信作ではあったので、見るだけ見てほしいと伝えました。何度か断られましたが、友達が教えてくれたのはそこだけだったので、何度も電話しました。すると、最後に折れてくれて作品を見てくれることになり、幸運にも、と言いますか躁鬱人特有の交渉術なのか、出会って10分後には出版が決まったのです。

築地市場でなんとか稼げていたので、お金の話をされて出版しないと言われるのは嫌でした。初版分の印税100万円はいらないから、そのぶん印刷代に注ぎ込んでいいものを作ってくれとお願いしました。決まってから1年以上かかりましたが、それでも無事に出版されました。こうやって本になったのは、カウンセラーの方のおかげでした。

その間も築地市場で上司からのいじめというのか、恫喝が収まらず、僕は仕事を辞めることにしました。でも辞めるときはみんなで送別会をしてくれて、胴上げまでしてくれました。僕は女装バーでハッチャケてバドガールの格好をして華原朋美の「I'm proud」を熱唱しました。すると、女装バーのママがあなた才能があるからうちで働きなさいと言いました。たしかにここもサービス業です。サービス業が自分の体に合っていることはわかっていたので、僕は女装バーではなく、もう少し時給のよかったホテルのボーイに転職することにしました。新宿ワシントンホテルのラウンジのボーイです。

働き始めてすぐにホテルでのサービス業が体にぴったしカンカンだったと知ります。しかも、そこを僕が憧れていた絵本作家の安野光雅さんが打ち合わせでよく使っていました。僕はコーヒーを持っていくついでに、あなたの絵本を小さいときに

その14
実例：躁鬱人の仕事の歴史（坂口恭平の場合）

母が買ってくれて、熟読している、僕は本を書く人になろうとしているが、それはまずもってあなたの影響が大きいということを伝えました。マネージャーには、忙しいのにゲストと話し込んで、しかもＶＩＰの安野光雅さんと……と怒られましたが、僕は嬉しかったです。

　ホテルのラウンジの仕事は、そこで稼ぐというよりも、とにかく宿泊しているゲストの気持ちが朗らかになればそれで十分だと僕は自分で勝手に判断し、楽しく仕事をしました。もちろんそのときすでに作家になりたいと思っていたので、家に帰るとまだバイトを続けないといけない自分自身を思ってがっくり落ち込むこともありましたが、それでもホテルの仕事は合ってました。いつか金を稼いでホテル王になりたいという野望まで持ちました。

　給料は築地と同じくらい。働く時間もやっぱり早朝のモーニングから昼過ぎまででした。そして、午後は自分の作品作りに専念するような態勢が始まりました。今の日課にも通じるスケジュールだったと思います。年金は払わずに、奨学金も支払猶予を申請しました。その2つさえなければ、それなりに暮らしていけました。シフト制なので、自分のペースで好きに仕事ができました。早朝は誰も働きたがらないので、いつも空いてました。

そんな中、本が出版されました。話題にはなりませんでしたが、僕にとっては奇跡のような出来事でした。新聞にも載りました。敬愛する赤瀬川原平さんが書評してくれました。でも、お金にはなっていません。僕はホテルでバイトをしてお金を貯めて、本を海外に売り込むことにしました。大学卒業したての頃、よく躁状態にまかせて自分の作品をいろんな人に見せにいっていたのですが、そこでフランス在住の中国人キュレーターと出会い、「お前は面白い、本ができたら俺のところにもってこい。一緒に仕事をしよう」と声をかけられていたからです。

まず、貯金をはたいて、パリへ飛びました。そして彼に会いました。彼はいろんな美術館のディレクターや書店を紹介してくれました。そして翌年にベルギー・ブリュッセルで開催される美術展に僕の写真を展示することを決めたのです。ただし、ギャラは0円でした。本の営業ながら、リトルモアは1円もくれませんでした。お願いもしなかったですが。

自分でやりたいんだから、自分でやる、自腹でやる、というスタイルはこのときから変わっていません。慣れない英語で美術館を周り、書店を周りました。みんな日本から自腹で来たと言うと、好意的に受け入れてくれて、たくさんの書店が僕の本を数冊ずつですが、注文してくれたのです。ロンドンにも行きました。一度、戻って、また金を貯めて、今度はドイツ・フランクフルトでの世界的な本の見本市に

その14

実例：躁鬱人の仕事の歴史（坂口恭平の場合）

も行きました。全部自腹です。貯金なんかなかったです。でもそうやって自分が得意としている本を仲介に人と出会うのは幸せな時間でした。フランクフルトではすでに僕の本のことを知っている人までいました。営業をやればやるほど、効果があることをこのとき学んだのです。

もちろんお金にはなりません。でも、パリの雑誌に何ページか掲載されました。これもお金にはなりませんでした。それでも最終的には、いつか展示をしたいと思っていたニューヨーク近代美術館ＭｏＭＡに僕の本が並びました。躁鬱野郎のなせる技です。どこまでも作品を持って飛び回ることができます。ただ旅行中何度も鬱になりました。こんなふうにして上がったり下がったり、わけもわからず生きていくのかと思うと、一人ホテルで泣いてしまいました。

でも日本に帰ってくると、今度はホテルに夢中になるのです。ワシントンホテルのサービスの質じゃ物足りなく、外資系に行きたいと思うようになり、近くにあるヒルトン東京で働くことにしました。ここがいちばん合っていたと思います。儲けるサービスではなく、僕が考えるとにかく笑い泣きするサービスをという勝手な方針がホテルの方針と合っていたのかもしれません。

オーストラリアから家族で来ていた7歳の女の子にこそっと耳元で「お母さんが

今日誕生日なの」と告げられると、勝手に築地市場で仕込んだ果物への目利きを悪用し、クラウンメロンというういちばん高いメロンをカットするようにシェフにお願いして、オーダーが入っているように偽装し、彼らに無償で提供したりしてました。もちろんゲストが帰ったあとすぐにバレます。だから同僚、マネージャーからはよく怒られました。でも、楽しいほうがいいじゃないですか。

ここでも肉体派のシェフたちにいじめられましたが、彼らだってゲストの前に出れば、いい顔をするので、僕はバックヤードにはほとんどいつかず、いつもラウンジの前線でゲストの世話をしてました。VIPのお客さんには貴乃花親方、松田優作の妻である松田美由紀さんなどがいました。チップもすごくて、一度30万円を病院長の未亡人からもらったことがあります。すべて店に還元する決まりでしたが、チップはチップです。もちろん僕の懐に黙って入れておきました。そうやって貯金も覚えました。

松田美由紀さんにはその頃、龍平と翔太の喧嘩を止めたりするサービスもしていたのですが、のちに新政府を立ち上げたときに会う機会があり、ヒルトンの話をしたら面白がってくれて、なんと松田優作事務所（現オフィス作）に所属することになりました。松田美由紀さんはこのわけのわからない人間をどうコントロールしたらいいかわからず、仕事もなく、けっきょく僕は辞めることになるのですが、面白い

その14

実例：躁鬱人の仕事の歴史（坂口恭平の場合）

経験でした。

ヒルトンでのチップは少しずつ貯蓄していくことにしました。当時28歳くらいだったと思います。ようやく貯蓄を覚えたんですね。奨学金もようやく返済できるようになってきました。年金はまだ払ってないですね。

その頃、僕は『0円ハウス』という本を出したはいいが、次の作品なんかいっさい考えられずに悶々と過ごしてました。でも海外に行って展示とかはしたんだから、美術家としての側面もあるのかもしれないとは思っていました。そんなときカナダのバンクーバー美術館から個展をしないかとの声がかかったのです。無駄かと思われた海外での本の営業が1年半くらい経って、ようやく実を結び始めました。

というわけで、バイトをしつつ、2006年、僕はバンクーバー美術館で生まれて初めての美術館での個展を開催したのです。ギャラは30万円でした。なによりも僕はバンクーバーという土地がとても合ってました。もともとヒッピーだったが今では実業家となったコレクターたちが、お金のないアーティストを支援しているという素敵な循環を行っていたのです。そんな世界で躁鬱人の僕は大歓迎を受けました。なにをしているのかわからないそのわけのわからなさが、彼らには最高！　と映ったようです。

彼らは『0円ハウス』の写真だけでなく、他にもなにか作ってないのかと聞いてきました。しかも東京・西荻窪の僕の家まで飛んできたのです。鬱状態のときに、外に出られないので描いていた絵がベッドの下にあったので、それを見せると、すぐ買ってくれました。ポスターサイズのケント紙にインクで描いた絵が50万円になりました。貯金が80万円になりました。さらに1枚売れるとなにかが変わったようで、彼の友人のコレクターが俺にも1枚くれと言ってきたのです。同じ値段で。そして貯金が130万円になりました。もう十分です。僕はバイトをすべて辞めることにしました。2007年、個展開催の翌年です。

これからは作家として、美術家としてやっていくぞ、と決めました。でも、なにを？　それは意外と決まっていませんでした。その頃、『0円ハウス』を取り上げてくれた「週刊朝日」編集長が「AERA」に異動し、彼女からなにか記事を書いてくれと言われ、僕は当時出会った隅田川に住む鈴木さんについての記事を書いたのです。何枚でもいいと言われたので、もちろん羽目を外して8000字書きました。この躁鬱大学の講義1回分、つまり現在、毎日僕が原稿を書いている量ですね。それを1日で書いて送ったら、そのまま翌週の「AERA」に全文が5ページぶち抜きで記事になったんです。原稿料は8万円でした。半分鈴木さんにあげました。

その14
実例：躁鬱人の仕事の歴史（坂口恭平の場合）

それを読んだ大和書房という出版社の編集長から、お前は単行本一冊分の原稿が書けるから、書けと言われました。バイトもやめて背水の陣ですから、必死になって書きました。1ヵ月半かかりましたが、350枚を書き上げました。これが僕の生まれて初めての書き下ろし原稿です。1日10枚書きました。それを日課にしました。そのときから今日まで続く日課が始まっていたのです。

僕は妻と結婚してました。妻も仕事をやめて自分でオリジナルジュエリーを作ると言ってました。でもやめた日に判明したのは、のちにアオと名づけられる赤ん坊を授かっていることでした。結婚式は150万円をかけてバンクーバーでやったのでご祝儀もありません。貯金は妻のも合わせて残り150万円くらいでした。妻は仕事ができません。僕も仕事がありません。あるのは書き上げた原稿だけです。二人とも無職で貯金150万円。お腹には赤ん坊。これが30歳のときの僕でした。

躁鬱の波は相変わらずでしたが、一人で仕事をするようになり、そこまで深く落ち込むことは減ったかもしれません。仕事が少しずつうまく行くようになったのも自信になりました。でもお金を稼ぐ方法は知りませんでした。ただ書くしかない。絵も描くしかない。そういう状態でしたが、思い出すと楽しいことしか思い出せません。でも実はかなり切迫していたはずです。

その後、僕は1日10枚書くという日課をとにかく続けます。そうやっていくうちに、少しずつ単行本の依頼が来るようになりました。２００８年に初めての書き下ろし単行本『ＴＯＫＹＯ 0円ハウス0円生活』を発表します。これが1万５０００部くらい売れました。一冊１５００円だとして印税は10パーセントですから、２２５万もらえたということになります。大変ありがたかったですが、書くのに１ヵ月、出版されるまで半年、そこから数ヵ月を経て売れて印税が振り込まれるまでさらに数ヵ月かかりますから、そんなにウハウハではありませんでした。

さらにお金が必要なので、僕はこの原稿をもとに小説も書きました。青山出版社から出た『隅田川のエジソン』という小説です。これは全然売れませんでした。しかし、のちに映画監督の堤幸彦さんが「ＡＥＲＡ」の記事を読んで映画を作ることになり、この本が原案となったので、３００万円くらい入ってきました。と言いつつ、このお金が入ってきたのは２０１１年なのですが……。

本を書いているうちに、雑誌で連載をする仕事が始まりました。絵も50万円で売れるようになっていきました。当時の確定申告は、２００７年が３５０万円だったと記憶してます。２００８年が４５０万円、２００９年が５００万円と少しずつ伸びていきました。しかし、僕には貯蓄という概念がまたなくなっていました。そりゃそうです、いつお金が入ってくるかわからない生活なのですから。子供は成長し

その14
実例：躁鬱人の仕事の歴史（坂口恭平の場合）

ますし、お金は出ていくばかりです。２００９年に僕はとうとう手元に10万円だけしか残っていないという状態になりました。そして、躁鬱の波はこれまでで最大になり、僕は死ぬ寸前までいきました。好きにやっていくのも大変なわけです。このとき僕は初めて心療内科を受診します。そして、躁鬱病という診断を受けました。31歳、アオは１歳、家族３人で手元にあるお金は10万円でした。作品は生まれてましたし、数少ないですが、理解者もいました。しかしときおりやってくる鬱のおかげですべてがおじゃんになってしまうことを繰り返してました。

もう終わりかと思ったとき、僕の高校の同級生の友人から、お前の原稿面白いから俺のウェブサイト用に書いてくれよと依頼を受けました。あんまり口にはできないのですが、出会い系サイトのための原稿で、官能小説みたいなものを書くという約束でした。ギャラは１００万円だというので、やるからすぐ振り込んでくれと伝えると、翌日には１００万円が振り込まれました。また首の皮一枚のところで助かりました。しかも、それで気をよくした僕は官能小説などいっさい書かずに、さっさと自分の仕事に戻ったのです。はっきり言えば詐欺です。しかし、その友人は今も金を返せとは言ってきません。さらにキャンバスの絵を50万円で購入してくれました。彼は命の恩人です。

その後、僕はこれまで書いてきたようなやり方を少しずつ身につけていき、自分なりの方法を探していくようになりました。このとき以降、僕は一度も金が底をついていません。

参考になるかはわかりませんが、これが僕が躁鬱と付き合いながら実践してきた仕事の歴史です。現在ではなんだかんだで、２０１１年から２０１９年までの年収はほとんど変わらずに１０００万円です。上にも下にもなりません。本を休まず書き続け、絵も休まず描き続けて、それを売って生活してます。本の印税が毎年３５０万円くらい。絵が売れたお金も同じくらい。そして雑誌連載やトークなどのギャラが３００万円くらい。そうやって生きてます。

いちおう子供が二人できてからは貯蓄型保険のようなものには入ってまして、そこに８００万円ぐらいあります。いっさい触らないお金です。貯蓄が下手なのでそうしました。今、手元の通帳には２００万円入ってます。世界はどうなるかわかりませんが、僕は徹底的に作り込んだ日課をもとに、世間の流行とは別に生きてるので、コロナだろうが地震だろうが不況だろうが、なにも変動がありません。毎日10枚原稿を書き、絵を5枚くらい描き続けているだけです。

躁鬱人は仕事をしていくことが難しい、続けるのが難しい、鬱のときにどうすればいいのかわからなくなる、躁状態でお金を使い果たしてしまう、と思っている人

その14
実例：躁鬱人の仕事の歴史（坂口恭平の場合）

がほとんどだと思います。もちろんそうした一面もあります。躁鬱人とお金というものは因縁の関係でもあります。しかし、躁鬱人は方法さえわかれば、きっとすぐに飲み込んでどんどん働きます。働くことがお金を稼ぐためではなく、人を喜ばせるためにあるということに気づくと、さらにもっと働こうとします。

今日は僕のとてつもなく個人的な話をしてみました。こういう個人的な話を知る機会はあまりないのではないでしょうか。躁鬱人にとって大事なことは、知ることです。知れば飲み込んで、鵜呑みにしてどんどん行動するからです。知らないと、いつまでたっても非躁鬱人のスタイルを受け入れてしまい、体はどんどん歪んでいくだけです。

躁鬱人はどうやって働けばいいのか。まずは僕の話をしましたが、最後の講義では、それを一般化する法則はあるのか？　あるのなら、いったいどんなものなのか？　ということについてお話ししてみたいと思います。

ちなみに僕の月の活動資金はお小遣いも含めて5万円です。それを現金で妻から渡されます。それ以外は使いません。1日あたり1700円くらいです。本は経費で落とすので、別会計です。画材も別会計です。先月のクレジットカードの決済は、家族分もすべて合わせて7万円でした。これが僕が立ち上げている株式会社ことりえという会社の経費になります。

つまりいま、皆さんに僕は躁状態にあると思われているかもしれませんが、このようにお金は浪費していません。躁鬱人はとにかくお金を浪費します。お金だけでなく性欲も浪費し、話したいので脳みそも喉も舌も浪費します。そのあげく、疲れます。僕も昔は、福島の子供たちを無料で夏休みに熊本で休ませたいからと、自腹で一度に200万円を数回払ったりしてました。友人が金がなく困ってたら100万円領収書なしで即金であげたりもしてました。しかし、そういうことを今はいっさいしません。お金を使わなくなりました。

その15
最終講義：それぞれのあなたへ

その15
最終講義：それぞれのあなたへ

いよいよこれが最後の講義になります。みなさんよく聞いてきてくれました。ありがとうございます。

僕が躁鬱人について考えてきたことはだいたい話せたのではないかと思ってます。それはなによりもカンダバシ語録というテキストがあったからです。カンダバシの言葉があったからこそ、僕は躁鬱病という今までの自分の体の捉え方から抜け出し、自分が躁鬱人であることを自覚するに至りました。そしてこれまで症状だと思っていたものには実はすべて、自分なりの対処法があることに気づいていったわけです。みなさんにとっても、この講義が自分自身を振り返り、これからの人生をもっとラクに愉快に過ごしていくきっかけになるといいなと思ってます。

今日が最後の講義ということは、つまり、そろそろ僕が満足しそうになっているということです。ま、はっきり言えば、飽きてきている。そうなる前にさっとやめる。これ自体も躁鬱人に有益な対処法です。こうして意識的に、なんなら無意識のうちに対処できるようになるまで、面白がってみる。そうすれば、あなたは気持ちがもっとラクになると思います。

そのとき躁鬱人は、ただのいい人になります。あなたは自分の長所のすべてを、社会やまわりの仲間に対してふるまうことができるでしょう。まわりも喜ぶ、そしてあなたは充実と平穏を感じるでしょう。あなたの創造力は豊かさを増し、まわりもとても満足し、その変化を見て、さらにあなたは幸福を感じます。躁鬱人は幸福とはなにかを追い求めますが、それはなぜかと言うと、幸福とはなにか、これまでの人生の中で一度だけでなく、何度か体感しているからです。幸福の正体を知っています。だからこそ必死に、ときには感情が高ぶって涙を流しながら、あきらめることなく行動をするのです。やりすぎて、まわりからは冷たい視線を浴びることも多々ありますが。

そんなわけで、僕はあなたのいいところをいっさい、削り取りたくありませんし、抑え込みたくありません。僕が自分で体感するに、いいところをいっさい変えずに、それでも体を壊さずに生きていく道はかならずあります。そのためにどうすればいいか。なんせ、この道は歩いている先人がほとんどいません。灯台はカンダバシの言葉だけでした。しかも僕が感ずるに、カンダバシはなんと非躁鬱人なのです。でも躁鬱人に対して、おそらくすべての非躁鬱人の中でいちばん興味を持ってくれてます。だからこそカンダバシの言葉は灯台となります。ですが、それは灯台ですから、道はやはり躁鬱人であるわれわれが自ら切り開いていかなくてはなりません。

ただ、灯台はあるんです。つまり、もうすでに道の行く先は見えている。躁鬱は治すべき病気ではありません。それは、あなたのいちばん素直な体の状態のことを指してます。

われわれ躁鬱人は、人のことを考えるあまり、ぎこちなくも体を固定させ、移ろいやすいわれわれ最大の特徴を消そうと試み、まるで変装するようにしてこの社会で生きようとしてきました。もちろん、それは素晴らしいことです（人に対する優しさが前面に出すぎた結果なのですから）。しかし、本来のあなたのいいところは「素直」になってこそ、「素直」なままに行動してこそ、発揮されます。その「素直さ」をいかにして引き出していくか。コツは本当に簡単です。やりたくないことをせず、自分の心が赴くままに体をそのまま動かすということです。

それではそれぞれの局面でどうやっていくかを一緒に考えてみましょう。

〈躁状態のあなたへ〉

躁状態のあなたはとても心地がいいです。何事もうまくいくようにしか思えない。すべて自分のために吹いている風にしか思えない。次から次へと面白くて仕方がないことを思いつき、思いついたそばからどこかへ行こうとしている。眠ろうとしても、頭の中ですぐに新しいことを思いついてしまうので、体が起きてしまうし、音がそのまま詩に聞こえてくるので、韻を踏みます。ダジャレがすごいです。同じ音の漢字をいくつも思いついたりします。しかも、その漢字すべてが一つの物語を生み出しているようにも感じるかもしれません。

おめでとうございます。躁状態のスタートです。あなたにとって祝福のシャワーです。素晴らしいことだけが、つまり奇跡だけがあなたのもとにやってくるでしょう。

しかし、その状態のまま、感じたことを即行動に移してしまうと、あなたは心地よいかもしれませんが、まわりの人はびっくりしてしまいます。躁鬱人に奇跡は日常かもしれませんが、非躁鬱人にとって奇跡というのは一年に一度起きればいいようなものです。なので、こちらの奇跡オンパレードを経験させてしまうと、気が狂ってしまう可能性があります。ここはちょっとあなたお得意の優しさで気づかってあげたいところです。

あなたは時間を超越しているため、何時だろうが思いついたことを話そうと人に電話してしまいます。しかし、超越しているのはあなただけで、他の人にもその調子で接すると、相手の体が壊れてしまいます。なので、やはりそこも気をつかってみることにしましょう。まわりの多くの人は非躁鬱人です。超越している奇跡の人はあなただけです。どうかそのことをお忘れなく。

まず電話を我慢してみましょう。はっきり言って躁鬱人からの電話は、非躁鬱人たちには迷惑以外のなにものでもありません。それがたとえ奇跡的な発明だろうと、発見だろうと、普通の非躁鬱人には理解できません。こんな時間に電話してくるのはやめろと言われるだけです。あなたのせっかくの世紀の発明、大発見を馬鹿にされるのは、僕も残念ですし、心が痛いです。だから、どうか非躁鬱人には電話しないでくださいね。もし躁鬱人の親友がいるのならその人にかけましょう。彼らは何時だろうと発見を求めるので耳を傾けてくれるはずです。

ひらめきというのは、そもそもひらめききらめき流れ星ですから、話しているうちにすっかり忘れてしまうなんてこともよく起きます。それもまた辛いことです。そこで、ひらめいたら、まず誰にでも読める形で文書として残すようにしましょう。

それを読めば、多少鈍い非躁鬱人でも読むことで理解できるかもしれません。あなたが理解されないのは、おそらくこの文書化がうまくいっていないからです。文書化さえうまくいけば、きっと何十年後か何百年後、あなたのひらめきは偉業と知られるはずです。わかりましたか？

「ひらめく」→「文書化」→「電話」

この順序でやってみましょう。正直にお伝えすると、文書化はむちゃくちゃ大変なので、ここで躁エネルギーの大部分を使ってしまいます。文書化の段階でどうでもいいひらめきの多くはふるい落とされます。厳選された、素晴らしいあなたのひらめきが紙の上に残るでしょう。まずはここにすべての力を注いでみてください。どこまでスケールの大きな話にしてもかまいません。紙の上ではなんでもできます。なんでもやってください。

ここで実験をするんです。お金がどれくらいかかるのか、人がどれくらい必要になるのか、どんな人が必要でどんな場所が必要か。企画書、見積書も作ってみてください。細かくやればやるほど実現に向かいます。細かくやればやるほど躁エネルギーが浪費され、少しずつ冷静になることができます。物事を実現するときは、一瞬の果てしないひらめきのあとの冷静さがとても大事になるので、ここはひとつあなたの嫌いな「大人」の感覚で、落ち着いて物事を進めるためにも、バカみたいに熱く書いてみてください。

その15
最終講義：それぞれのあなたへ

ここで少しあなたを脅しますけど、ゆっくり聞いてください。

あなたが奇跡の力を使えば使っただけ、のちに疲れて鬱となります。高みに昇った同じぶんだけ、その深さの地獄へといくことになります。恐ろしいことですが、あなたにはまだその恐ろしさが感じられないと思います。

なぜなら躁状態ではすべての恐怖心が遮断されてしまうからです。だからこそ果敢に攻めたり、無謀なことにも挑戦できるし、そのおかげで世界が開拓されていったのも事実です。じゃあどうすればいいんだよ、力を抑えればいいってこと？　と疑問に思われるでしょう。それも無理です。力を抑えたら、退屈になります。退屈は鬱の入り口です。だから力は好きなだけ出したほうがいい。

ここでのコツは、その力を自分に対してか、もしくは人間以外の生物に使うということです。そうすれば、奇跡の力をずっと保持したままでいることができます。あなたは今、素直な人間になってます。本能で動く生物たちとほぼ同じ状態です。そこに摩擦はありません。一方、他人はみな自然に従っては動いてません。人間だけが社会を作り、都市を作り、摩擦にまみれて生きてます。それらとの摩擦であなたの自然の力は、すり減ってしまうのです。つまり、躁状態を他人に使うから、鬱に落ちるわけです。躁状態は常に自分か他の生物のために使いましょう。仲のよい家族か恋人がいるのならその人たちに使ってあげても喜ばれるでしょう。

しかし、なぜか人は躁のエネルギーを他人に使いがちです。それは躁以外のとき、常に他者との摩擦を感じているからだと僕は思ってます。だからこそ躁状態のときにその摩擦を一掃しようと企てるのです。結果的にそれはうまくいきません。もともと摩擦があるものをゼロにする試みが、さらに摩擦を生んでしまうからです。水は流れるところにしか流れていきません。流れのないところに流しても淀れるだけです。やめておきましょう。

躁の力を自分に使うというのは、すなわち文書化のことです。文書化が済んだあなたは、躁の力を使い切っているはずです。しかし、それでもまだ誰かにそれを伝えたい力が残っている場合、ここでようやく電話をかけることを考えてみましょう。携帯電話に入っている電話番号をかたっぱしからかける勇気も持っているあなたですが、やはりかけたぶんだけあなたは鬱になってしまうので、電話のかけ方にも一工夫必要です。躁のエネルギー自体はとても貴重なものですので抑える必要はありません。大事なことは、エネルギーを放出する先を間違えないことです。

その15

最終講義：それぞれのあなたへ

あなたの思いつきを理解してくれる人はたぶん一人しかいません。過去のあらゆる文献を読むと証拠がゴロゴロ転がっています。これまでにいろんな発明や発見、新しい哲学や芸術などが生まれましたが、他の理解者はほとんどゼロ、いたとしても一人というケースばかりです。ピカソの「アヴィニョンの娘たち」というキュビズム時代の傑作は１９０７年に制作されてますが、展覧会で人前で公開されたのは約10年後の１９１６年。そんなものです。ピカソですらそうなんです。誰もがあなたのひらめきに理解を示せるはずがありません。あ、でもあなたは今、ピカソと同じくらい天才ってことになってますもんね。それも理解できますよ、僕は。自分でも経験がありますから。いいですよどんどん思ってください。人に言わなければなんでも思っていいです。一人で悦に入るってやつです。それは無害なので、どんどんやりましょう。人に言わなければ、調子に乗ってるとも、勘違いとも言われません。

あなたの理解者は一人だけです。もしくは一人もいません。一人もいないと考えると辛いでしょうから、一人はいると、この際断定しましょう。誰でしょうか？携帯電話に入っている番号の中からいちばんの理解者を一人だけ選んでください。そしてその人に電話をかけたいのならかけてもいいですよ。でもこう伝えるようにしてください。

「なんか思いついたので、文書にしてみたんだけど、それを読んでくれないかな。そして、もっと素晴らしいものにしたいから、思ったことを私に言ってください」

つまり、作家と編集者の関係ですね。あなたの編集者を見つけてください。新しく見つける必要はありません。めんどくさいじゃないですか。あなたがこれまでの人生で出会ってきた中に、唯一の理解者がいるはずなんです。躁鬱人は躁状態が何度か訪れてますから、その度に、思いついたことを行動しており、その過程で、一人だけ理解者と出会うように設計されてます。その人に電話をしてみてください。

僕の場合は、橙書店の久子ちゃん、そして、この躁鬱大学の担当編集者、梅山くんと二人います。この二人はいつ電話をしても、怒りません。寝てたら出ないですけど、起きてたらいちおう出てくれます。僕はこの二人に「躁のときにいろんな人に電話して、いいものも全部発散しちゃってお金にならないから、全部あなたに電話することにする」と前もって伝えてあります。

僕が今でも鬱状態のときですら、仕事を続けることができているのは、この理解者たちのおかげだと確信してます。さらに僕は他の分野別にもそれぞれ理解者たちを揃えてますので、かなり盤石なわけです。躁状態でのひらめきを思い込みだと笑う人はこの中に一人もいません。とても健全な状態で躁に入ることができるのは、それが理由です。ここでは他者との摩擦が存在しないのです。あらゆる躁鬱人の躁状態での怒りは、この無理解による摩擦が原因で起きます。そして、その怒りがきっかけとなり深い鬱へと向かっていくわけです。

あなたはまだ初心者でしょうから焦る必要はありません。ただ一人の理解者を、すでにあなたの周りにいる人の中から選んでください。その一人さえ見つかれば、躁状態はもうほとんどうまく操縦できるようになるはずです。

躁の特徴として、いろんな人に会いたくなる、ということが起きますが、これはいろんな人に会いたい、というよりも、理解者を見つけたいという行為なんです。活発になることで、自分のいいところを見せびらかすわけですね。そうやって気を引いて、気に入ってくれる人を探そうとする。同性にも異性に対しても同じです。ところが深い理解者が一人いると、もう探す必要がなくなる。これはかなりの浪費防止になります。

躁状態のほとんどの力を、実は多くの人が理解者を探すことにだけ費やしているんです。だから効率よく創造的行動ができなくなってしまう。理解者が見つかったところで満足して、それ以上の行動に躍り出ないからです。これではもったいない。そのためにも最初から理解者を設定しておきましょう。一人でいいんです。その人にだけあなたのひらめきを伝えてください。もちろんまずは文書で。そのあと電話で相談しましょう。きっと次はこうしたらいいよと教えてくれるはずです。しかも、あなたはその編集者の予想の斜め上空をはるかに超える最高の返しができるはずです。それくらい大した人間なのです、あなたは。そのためにも理解者を一人、どうか忘れずに探しておいてください。その人と秘密裏にとんでもないことを企てるのです。

あと、躁状態になるとお金を使い果たしてしまう、という人がいます。僕もそうでした。そこで僕は自分を研究してみたんですね。これも理解者の話と似ているのですが、なんでお金を使い果たすかというと、お金がないのに、あると思っているからです。躁状態のときにお金を浪費することと、お金を貯蓄することのどっちが楽しいかと自分に問いかけてみたところ、お金が貯まっていくことのほうが嬉しいことに気づいたんです。貯まれば貯まるほど、逆に使うのが嫌になります。しかも躁状態になると、なんでもできる奇跡の人になっちゃうので、実は買いたいものもすべて自分で作り出すことができるんですね。

そこで物欲、所有欲を満たすために自分で作ることを始めました。高価な手編みのセーターがほしくなったので、自分で手編みして作りました。かわいいガラスの器がほしくなったので、倉敷のガラス作家のもとでガラスの花瓶を作りました。19世紀に流行った形のガットギターがほしくなったので、5ヵ月かけてゼロから作りました。経費は1万円もかかっていないと思います。しかも自分でそれを作り出すと、物欲、所有欲が解消されるだけでなく、新しい世界が広がることに気づきました。皆さんもほしくなったものは、すべて自分で作ってみましょう。うまくいかなくても、作っているだけで、物欲を満たす行為がなにか別の創造に変化していることがわかるはずです。

僕はそうやって作り出したものを販売し、今ではそれが収入源の一つになってます。躁鬱人はお金を使うよりも、本当は貯蓄が好きで、そのためだったら家も手作りで安く建て、野菜は畑で自分で作り、物欲を創作意欲に変えて作るほうが得意なのです。

理解者とお金。この2つをクリアしていれば、あとはなんでもいいんじゃないでしょうか。躁状態のあなたはとにかく人に無償で優しくしたくなるので、どんどんやればいいと思います。でも、他者と触れるぶん摩擦が増えますので鬱状態に近づくことを頭に入れておいてください。

僕は今では躁状態でもいっさい人に会いません。もちろん理解者である久子ちゃんには毎日会います。梅山くんとも毎日原稿の出来、これからについて電話で話します。でも、それ以外は誰とも会っていないです。人に会えば会うほど、躁鬱人が消耗することを知ったので、会わないようにしたらどうかと思って行動してみたら、とても体に合っていたのです。摩擦がないので、鬱になりません。現在、前回の鬱から252日目です。いっさい鬱になっていません。こう伝えるだけでも他者に会うということが躁鬱人にとってどれだけ無駄な作業かがわかっていただけると思います。

しかし、僕はあなたが人と会うことを止めたくはありません。好きにやればいいと思います。鬱になりたくなければ人に会わずに理解者とは毎日会うという環境を作ればいいだけです。躁鬱人は批判される環境にいる必要がいっさいありません。ただのイエスマンではまずいですが、理解者にだけに真剣に理解され、忠告されたことは聞き入れ、日々の技術向上に邁進する、ということを続けると鬱にはなりません。

僕は家族とも一定の距離を保っています。家で仕事をしてるので、毎日、子供と妻と一緒にいます。ですが、午後1時から5時まではかならず一人で過ごしてます。夜は寝るのが遅い彼らを残して、僕だけ書斎に敷いた布団に潜り込んで9時に寝ます。そして、朝4時から9時ぐらいまでたった一人で仕事をします。会うときと会わないときのメリハリをつけるといいと思います。遊ぶときは一緒になって楽しく遊ぶ。そのかわり一人の時間もくれと伝える。基本的に他人は家族といえども有害なものである、ということを頭の片隅に入れておくといいかもしれません。直接その人たちに伝えなければ問題ありません。そう考えておくと、逆に揉めごとにもなりませんし、怒りも確実に減ると思います。

こんな調子ですので、躁鬱人にとって会社勤めは、はっきり言って無理な行為でしかありません。毎日、感覚の違う人と同じ場所で同じように過ごすわけですから、鬱にならないほうがおかしいです。それでも会社勤めをやめられない人はいるでしょう。その方はもう、鬱にならないということは諦めて、鬱にはなるけど、どうやってやり過ごすかってことのほうに集中しましょう。

僕の場合は、ある程度バイトでしのぐ、その間に貯蓄する、その貯蓄を使って会社を立ち上げる、そして一人で仕事を始める、というルートを歩みました。

借金をするとかならずあとで間違うので、躁鬱人のみなさんは無借金生活を続けてください。貯蓄は喜びを生みますが、借金は鬱の巣です。会社のためには仕方ないなんて言い訳しても、鬱は正直で素直ですから、本当に心配していることから忍び寄ってきます。絶対に借金はしないように。

波乱万丈風に見える躁鬱人ですが、実はとても安定した環境を望んでいます。パートナーは必要です。一人でていねいにしっかりと生きていきたいなんて願望は諦めて、パートナーを見つけましょう。躁状態のときであれば、すぐに見つかるはずです。パートナーはあなたの理解者である人を選びましょう。喧嘩になる人とはすぐに離れましょう。あなたをこじらせることにしかなりません。感情的ですぐイライラする人は、あなたの躁鬱の波を荒げます。とにかく優しい人、ちょっとやそっとでは怒らない人がいいと思います。同じような躁鬱人は衝突しやすいのでやめておきましょう。躁鬱人に対して理解のある非躁鬱人が理想です。

躁鬱人は人のためになにかをしてあげることが苦手なので、パートナーはいろんなお世話ができる人がいいと思います。でも、お世話だけしてもらっていると愛想を尽かされますので、躁状態のときに、いい感じに料理や洗濯、掃除など楽しくできることをするといいでしょう。僕はツイッターで人に見せびらかすためだけに家事をしますが、実際の行動としては同じなので、妻には文句がないようです。家族のためにやっているというよりも、料理本も出しましたし、完全に仕事のためにやってます。ですが、目的はどうでもよくて、家事であれば、家族に協力していることにはなります。そうやって目的をすり替えつつ、怒られすぎないように工夫していく必要があります。

基本的に人は避けつつ、理解者とは密に過ごす。思いつきは実際の行動に移す前にまず文書化し、理解者の判断を待つ。電話やメール、僕の場合はツイッターなどのフィルターを通して、様々な分野で人々と触れ合う。直接人と会うのは有害であると知る。浪費よりも快感を感じることができる貯蓄を覚える。

毎月3万円の貯金から始めてみましょう。実は平凡な安定ライフを求めていることに気づきます。ぶっ飛んでるのは、思いつきだけで十分です。行動は極めてシンプルに。余裕が出てくると、本当に人になんでもしてあげられるようになります。すると、仕事でも成功するようになるでしょう。会社勤めはある程度の年齢になったらやめて、自分で会社を立ち上げましょう。借金は非躁鬱人のためのお金だと自覚し、いっさい関わらぬように。あとは優しいパートナーとゆっくりしてれば、たいていのことは躁の力でうまくいくはずです。

〈躁でも鬱でもないあなたへ〉

今、躁でも鬱でもない、ちょうど中間ぐらいの人もいるかもしれません。あなたたちに言うことはなにもありません。今の気分の前が躁だった人は、これから鬱に入ります。前が鬱だった人はこれから躁に入ります。その間の、ある意味なんてことのない幸福な時間です。とても素直になっていると思うので、好きなように動けばいいと思います。

体が疲れると鬱になるので、それだけ気をつけてくださいね。まあ、1日に3回くらい横になって、意識して休ませれば大丈夫です。飲み会に行くと躁になり、あとで鬱になります。行く必要がないと思います。大事な人とゆっくり時間を味わってみてください。夕方くらいにお風呂なんか入ると心地よくて、気分はさらにラクになります。

思いつきが足りてないかもしれませんが、そういうときはインプットの時間です。躁鬱人はとにかくアウトプット過多で、インプットの時間がほとんどないので、落ち着いて読書なんかするいい機会だと思います。基本的に言うことはなにもありません。どうぞ今の時間を存分に味わってください。

〈鬱状態のあなたへ〉

最後に今、苦しんでいるあなたへ、言葉を贈りたいと思います。

きついですよね。自分をあまりいじめすぎないようにしてくださいね。なにも悪くないですよ。悪いと思ってしまうだけなんです。でも止められないですよね。わかります。なぜなら僕も同じ状態を何百回も経験してますから。苦しい、助けてくれ、とおっしゃるのもよくわかります。だから一回、僕の話を聞いてくださいね。

まず、鬱状態のときに、躁鬱人はかならず自分を攻撃します。かならず、です。あなたも、その隣のあなたも、もちろんこの壇上にいる僕も、みんな自分を同じように攻撃します。同じような言葉で。

お前のようなやつは死んだほうがマシだ、なんで人と同じようにできないんだ、こんな簡単なことができないようじゃ、どこでなにをやってもうまくいくはずはないから、人生詰んだ、もう諦めろ、死ね、と言ってしまっていると思いますが、まったく同じ言葉を僕も自分に言うので、まずそこを確認してくださいね。鬱になったら自己否定。それは自動的な反応なのです。風邪を引いたら熱が出る。あれと一緒です。

まず、鬱状態のとき、お腹が減っていることに人は気づけません。腹なんか減ってないんだよ、食べたくないんだよ、とおっしゃるのはよくわかりますが、長年の僕の研究の結果、死にたい人の全員が、食事を数時間とってないことが判明したんですね。騙されたと思って、まずは食べてみてください。なにを食べるのか？

好きなものでいいです。大福が好きなら大福、ハンバーガーが好きならハンバーガー、焼き鳥が好きなら焼き鳥、体もきついとは思いますが、実は体が動かないわけではないことは以前にもお伝えしたとおりです。最近はウーバーイーツとかもありますし、外に出なくても食べられますからね。出前をとってもいいし、実は体も動くので、その気があったら外に出てみましょう。近くに仲間がいるなら彼らにお願いしてみるのも手です。

食べれませんか……仕方ないですね。では次に家から出ないで気持ちよくさせる方法をお伝えします。

死にたい人は全員、体が冷えています。鬱状態というのは、心臓の動きが低下しているときでもあります。心拍数が下がってます。つまり、血が行き渡っていないんですね。足、お腹、腰、あたりをさすってみてください。冷たくなってませんか？　体を温めるだけで、死にたいという気分自体がなくなると思います。もちろん、それだけでは鬱のきつさ、自己否定などは止まらないとは思いますが……。

お風呂にも入ってみましょう。めんどくさい場合は、洗面器にお湯を汲んで、足湯だけでもいいです。もしくはタオルを濡らして、レンジでチンして、美容室みたいに熱いおしぼりを作って、体を拭いてみたり、顔に当てるだけでも気持ちいいですよ。そのときに、ミントとかオレンジとか好きな匂いのオイルなんか首につけると、さらに気持ちいいですよ。そして、爪楊枝を持ってきてください。で、体の凝ってるところがあるでしょう。そこを爪楊枝でツンツンしてあげてください。気持ちいいですよ。

その15
最終講義：それぞれのあなたへ

あとですね、頭の真ん中の割れ目のところに広げた両手の指を当てて、ヘッドスパでやってもらうみたいにゴリゴリマッサージしてみてください。この部分って頭を洗うときもつい忘れがちなんですけど、実はゴールデンスポットと呼ばれてまして、ただただ気持ちいいスポットなんです。

　さらにですね、横になってみましょう。心臓を休めるイメージを最大限に高めて。目をつむるだけでいいです。どうせ眠れませんから。眠れないからといって、すぐに起きて部屋をウロウロしたり、寝ながらケータイで、「躁鬱　克服」とか検索しないでくださいね。


　鬱を早めに切り抜けたくないですか？　検索をすればするほど、鬱は長引きます。体を起こせば起こすほど、鬱は長引きます。とにかく目を瞑って、体を横にしましょう。検索はすればするほど、焦ります。煽られます。頭を使います。使えない頭を使って考えると妄想がひどくなります。悪いことしかないので、検索はしないでください。鬱のときはカンダバシ語録をプリントアウトして読むか、この僕の躁鬱大学を読んでください。

　それだって、本当はしなくていいんです。多くの時間寝ていてください。寝れば治ります。寝たぶんだけ、治るのが早まります。鬱の信号には、体を休息させたいという意味があるからです。はっきり言えばそれだけです。自己否定的な信号を出さないと、すぐ立ち直って、あなたが動き出すことを体は知っているわけです。

今はそんなことないと思いますが、調子がいいときのあなたは、天下一品のお調子者なんですよ。そんなにしおらしく反省して、日本でいちばん控えめな人に見えますが、実は世界一の何者かです。元気だよと体が伝えると、すぐどこかに飛んで行ってしまって、ゆっくり休んでくれません。だから自己否定的になっているだけです。

なにもあなたの人生がすべてダメなわけじゃないんです。まあ、知っていると思いますが、元気になったとき、あなたに「鬱のときはすごく反省してたけど……今はどうなの?」と聞くと「あ、あれね! あれは鬱だったから言ってただけかも。そんなに言わないでもいいのにね、今は最高、なんの問題もないわ、私は私、ダメなところもあるかもしれないけど、それも含めての私なの」と言ってるんです。これがそのとき録画したビデオ動画です。見てみてください。ね、言ってるでしょう? たしかに言ってます。

つまり今、反省している、否定していることは、元気なときのあなたにとっては、どうでもいいこと、みたいですよ。どれだけ反省してもなに一つ、のちのあなたには生かされません。悲しいお知らせですが、反省禁止でお願いします。ただ横になっていてくださいね。検索もだめですよ。読むならカンダバシかサカグチです。今後どうやって生きるかなんて考えても、全部勘違いになるのでやめておきましょう。今は休むことが仕事だと思って、9時〜5時で横になることです。それが終わったら、5時からは好きなことをやっていいです。くよくよ悩みたかったら、5時から7時まで2時間と時間を決めて、悩んでいいですよ。でも、夜9時には寝るんです。眠れなくても、目をつむってれば休んでいると体は誤解してくれますので、それを活用してください。

検索はダメです。鬱のとき、あなたは孤独を感じるかもしれませんが、あなたのことを心配している人はただそっとしてくれてるだけなので、気にせず電源を切っておいてくださいね。

そして、やばい、死ぬかもと思ったら、すぐに僕に電話をかけてください。もちろん電話番号は09081064666です。忘れないように登録しておきましょう。もしくは、いつでも僕の名前を検索してみてください。

みなさんの健闘を祈ってます。

僕もずいぶんと苦労をしてきました。そのおかげでこの躁鬱大学を創立することができたし、躁鬱人であるあなたたちと出会えたわけですから、僕としては幸福そのものです。躁鬱人は人のために尽くすことが、なによりも幸福なのです。といっても、人に接することなく、というただし書きもつくのですが（笑）。

躁鬱大学を卒業するあなたたちも、ぜひとも人々に平和と喜びを与え続ける贈与人になってほしいと思います。コツは、矛盾してますが「自分のために」やることです。われわれ躁鬱人は徹底してやりたくないことを棚にあげ、やりたいようにやっているときにこそ真価を発揮します。大抵は一瞬の嵐として吹き去っていくだけですが、ごくたまに、さまざまな偶然が重なり、まわりの人々にも幸福を分けられるときが訪れます。世界が危機に瀕すれば、あなたの力はさらに求められることになるでしょう。

躁鬱人たちよ、志はいつも高く、思うままに生きてください。

自己中心的な自分を恥じずに、とにかく自分の要望を叶えてあげて下さい。きっと満足したあかつきには、人に向かって愛を与えはじめるでしょう。

いつも、今、なにをやりたい？　とあなた自身に聞いてあげてください。そして、やりたいことをすぐに実践してみてください。無駄なことはなに一つありません。すべての行動がそのままあなたの健康に繋がります。

その行動が怒りじゃなく、喜びを起爆剤に行われたとき……、あなたは躁鬱超人となって、世界中に止まらない笑いを与え続けることになるはずです。

その15
最終講義：それぞれのあなたへ

本当の学問というものは、「どうやって生きのびていくのか？」を具体的かつ実践的に知り、自ら行動するという一連の行為そのものを指します。みなさんもここで学んだことを、目の前の現実で今から実践し始めてください。

僕はもう二度と躁鬱人が自殺し命を落としていくのを見たくありません。死ぬくらいなら、僕にどんどん迷惑をかけろ。でも、自ら動くことも忘れないように。

困っている躁鬱人がいたら、このテキストを手渡してあげてください。

またみなさんと大学の外で再会できるのを心待ちにしてます。

躁鬱大学卒業生のみなさん、卒業おめでとう。

この大学に来てくれて本当にありがとう。

この講義こそ、僕にとって、最高の幸福そのものでした。

躁鬱大学学長　坂口恭平

初出
note　2020/5/1－5/19
単行本化に際して加筆修正しています

編集
梅山景央

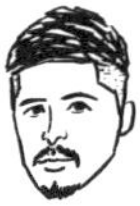

坂口 恭平

（さかぐち・きょうへい）

1978年、熊本県生まれ。2001年、早稲田大学理工学部卒業。作家、建築家、絵描き、音楽家、「いのっちの電話」相談員など多彩な顔を持ち、いずれの活動も国内外で高く評価される。『TOKYO 0円ハウス 0円生活』（河出文庫）、『独立国家のつくりかた』（講談社現代新書）、『幻年時代』（幻冬舎文庫／熊日出版文化賞受賞）、『坂口恭平 躁鬱日記』（医学書院）、『自分の薬をつくる』（晶文社）、『Pastel』（左右社）ほか著作多数。

躁《そう》鬱《うつ》大《だい》学《がく》

気《き》分《ぶん》の波《なみ》で悩《なや》んでいるのは、
あなただけではありません

2021年 4月30日　発行
2022年 7月10日　 5刷

著者　坂口恭平《さかぐちきょうへい》

発行者　佐藤隆信
発行所　株式会社新潮社
〒162-8711　東京都新宿区矢来町71
電話　編集部　03-3266-5411
読者係　03-3266-5111
https://www.shinchosha.co.jp

装幀　新潮社装幀室
組版　新潮社デジタル編集支援室

印刷所　錦明印刷株式会社
製本所　加藤製本株式会社

乱丁・落丁本は、ご面倒ですが小社読者係宛お送り下さい。
送料小社負担にてお取替えいたします。
価格はカバーに表示してあります。

ISBN 978-4-10-335953-1 C0095

家の中で迷子　坂口恭平

着いたぞ。これから起こることはすべて偶然だ。見慣れた部屋が森に変貌し、水で溢れる。迷子の相棒は歌、そしてネズミ。無数の命に祝福された世界探しの大冒険！

地上に星座をつくる　石川直樹

ヒマラヤ遠征を繰り返し、旅から旅へ。北極圏、南米、アラスカ、知床、能登、国東、宮古島、カメラを携え、未知なる世界と出会い続ける7年間の身体と思考の軌跡。

令和元年のテロリズム　磯部涼

川崎の無差別殺人、元農水省事務次官の息子殺し、京アニ放火――改元直後の日本を震撼させた3つの大事件を『ルポ 川崎』の著者が追い、現代の「風景」を読む！

デッドライン　千葉雅也

ゲイであること、思考すること、生きること。修士論文のデッドラインが迫るなか、格闘しつつ日々を送る「僕」。気鋭の哲学者による魂をゆさぶるデビュー長篇。〈野間文芸新人賞受賞〉

TIMELESS　朝吹真理子

恋愛感情のないまま結婚し、「交配」を試みるうみとアミ。父を知らぬまま17歳になった息子のアオ。幾層ものたゆたう時間と寄るべない人びとの姿。待望の新作長篇。

イヤシノウタ　吉本ばなな

みんなが、飾らずむりせず、自分そのものを生きることができたら、世界はどんなところになるだろう。ほんとうの自分を生きるための81篇からなる人生の処方箋。

ハレルヤ　保坂和志

作家夫婦のさいごの猫、花ちゃんは、18年生きて旅立った。でも世界があるかぎり、生きていた命は生き続ける。川端康成文学賞受賞作「こことよそ」併録の傑作短篇集。

しんせかい　山下澄人

19歳の山下スミトは【先生】の演劇塾で学ぶため、【谷】を目指す。苛酷な肉体労働、同期と地元の女性の間で揺れ動く思い——。痛切な記憶が、物語として立ち上がる。

劇場　又吉直樹

演劇を通して世界に立ち向かう永田と、恋人の沙希。夢を抱いてやってきた東京で、ふたりは出会った。かけがえのない大切な誰かを想う切なくも胸にせまる恋愛小説。

地球星人　村田沙耶香

なにがあってもいきのびること。恋人と誓った魔法少女は、世界＝人間工場と対峙する。でも、私はいつまで生き延びればいいのだろう——。衝撃の芥川賞受賞第一作。

リリアン　岸政彦

街外れで暮らすジャズベーシストの男と、場末の飲み屋で知り合った女。星座のような二人の会話が、陰影に満ちた大阪の人生を淡く照らす。哀感あふれる都市小説集。

よりみち日記　道草晴子

13歳でちばてつや賞を受賞した翌年、精神科にもデビュー!? 波瀾万丈過ぎる人生を送る著者が、再び漫画の道へ。悩み多き日々をユーモラスに綴るエッセイ漫画。

心を病んだらいけないの？
うつ病社会の処方箋
斎藤環
與那覇潤

「友達」や「家族」はそんなに大事なのか。「仕事」をしないと負け組なのか。「話し下手」はダメなのか。精神科医と歴史学者が生きづらさを解きほぐす。
《新潮選書》

人生は驚きに充ちている
中原昌也

《残念ながら日本という国はもう終わっている》と嘯くミュージシャン／作家が21世紀の非情の国々を疾走する。世界を脱臼させる異才の放つテキストの遊園地！

道行きや
伊藤比呂美

「あたしはまだ生きてるんだ！」今日は熊本、明日は早稲田、犬と川べり、学生と詩歌——人生いろいろ日常不可解、ものを書きつつ過ごしてきた。人生有限、果てなき旅路。

サキの忘れ物
津村記久子

見守っている。あなたがわたしの存在を信じている限り。人生はほんとうに小さなことで動きだす。たやすくない日々に宿る僥倖のような、まなざしあたたかな短篇集。

古くてあたらしい仕事
島田潤一郎

嘘をつかない。裏切らない。ぼくは具体的なだれかを思って、本をつくる。それしかできない——。ひとり出版社「夏葉社」の10年が伝える、働き方と本の未来。

雑貨の終わり
三品輝起

工芸品だけでなく、無印や村上春樹、ＴＤＬも雑貨となるなか、どうしたら物の真贋や美醜を判断していけるか。東京西荻の雑貨店主が考察する物と人をめぐるエッセイ集。

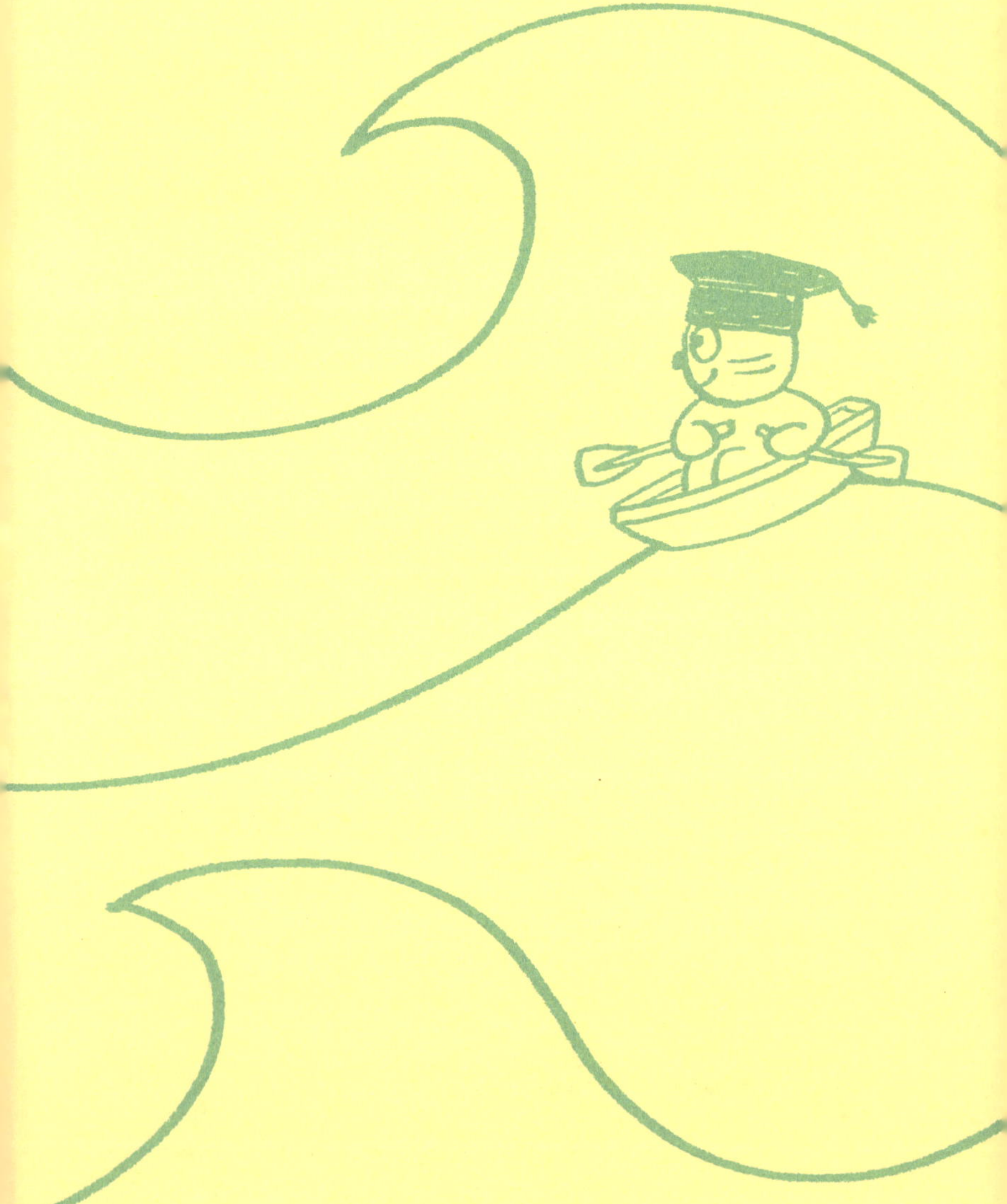